THORSTEN TSCHIRNER | ANIKA FIRUS

Doppelt schnell zur Traumfigur

mit zwei Thera-Bändern

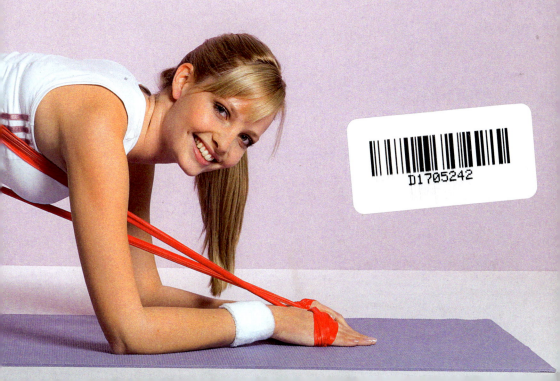

THEORIE

PRAXIS

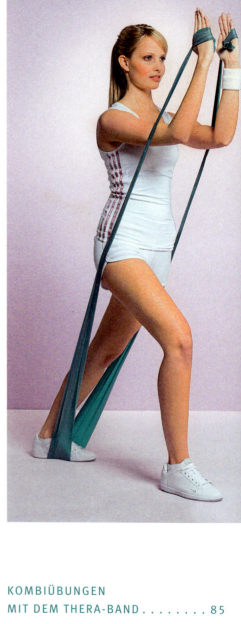

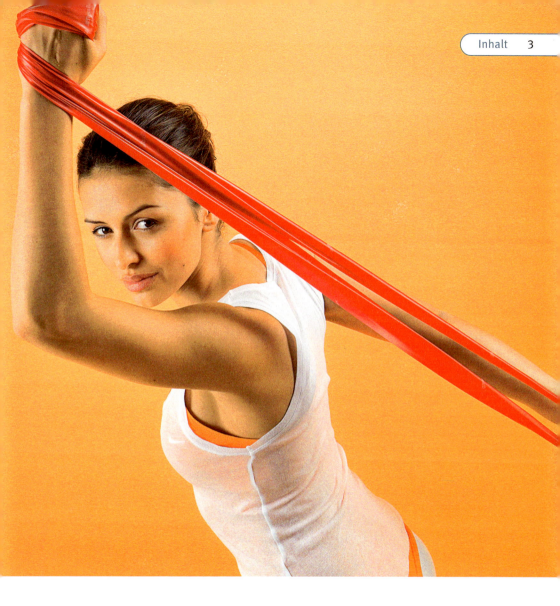

SERVICE

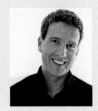

Thorsten Tschirner ist einer der erfolgreichsten Gesundheits- und Fitnessautoren im deutschsprachigen Raum. Er hat Sport und Journalistik studiert, mehr als 15 Jahre professionelle Erfahrung in Sachen Fitness und Gesundheit gesammelt und ein umfassendes Spektrum von Bereichen als Experte betreut – zunächst als Trainer und Personal Trainer, später als Planer, Manager und Ausbilder für die Fitness- und Spa-Anlagen einer europäischen Premium-Hotelgesellschaft. Thorsten Tschirner vermittelt klar strukturierte, lebensnahe Konzepte, die motivieren und ebenso unkompliziert wie erfolgreich umsetzbar sind.

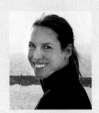

Anika Firus ist Journalistin, Buchautorin und Sportlerin aus Leidenschaft. Sie begleitet aktiv die neuesten Entwicklungen in der Fitness- und Freizeitbranche. Seit ihrer Jugend ist sie als Fitnesssportlerin aktiv, war als Trendscout für einige Zeit in New York am Puls der Sportszene und schreibt heute für bekannte Lifestylemagazine. Als Expertin hat sie außerdem zahlreiche Beiträge in Fachzeitschriften veröffentlicht.

EIN WORT ZUVOR

Ein sportlicher Auftritt zeugt von Selbstbewusstsein, Kraft und von einer inneren Stärke, sowohl geistig als auch körperlich. Nicht ohne Grund war im alten Griechenland körperliche Fitness fast genauso wichtig wie die philosophische Lehre. Tatsächlich bestätigen neueste Forschungen diese Körper-Geist-Verbindung, die in dem klassischen Zitat »In einem gesunden Körper wohnt ein gesunder Geist« ihren Ausdruck findet.

Aber Fitness ist nicht selbstverständlich vorhanden, sondern wir müssen sie uns ständig neu erarbeiten. Muskeln wachsen nur durch Belastung. Belastungsreize entstehen durch Spannung. Und Spannung erzeugen wir, indem wir mit unserer Muskelkraft Widerstände überwinden.

Genau dieses Überwinden körperlicher Grenzen macht Sie stark in allen Lebensbereichen. Sie werden spüren, wie das Training für Sie bald mehr bedeuten wird, als den Körper in Form zu bringen. Es beeinflusst auch Ihr Lebensgefühl, lässt Sie als Person wachsen. Sport lehrt etwa, Geduld zu haben und durchzuhalten. Ihr Selbstvertrauen wächst.

Nur wer Sport auch als Reise in sein Inneres versteht, wird optimale Resultate erzielen – auf der geistigen wie auf der körperlichen Ebene. Erleben Sie ihren Körper bewusst und genießen Sie jede Übungsstunde als eine Wohltat, die Sie sich selbst gönnen. Sport und Training sind herrliche Möglichkeiten, sich selbst zu spüren. Wir möchten Ihnen mit diesem Buch dabei helfen, ein neues Körperbewusstsein für mehr Gesundheit und Spaß zu entwickeln. Der Durchbruch kommt garantiert, und dann werden Ihr Körper und Ihr Geist zu einem eingespielten Team, das begeistert ein Leben lang zusammenarbeitet. Jetzt sind Sie am Zug!

Thorsten Tschirner   **Anika Firus**

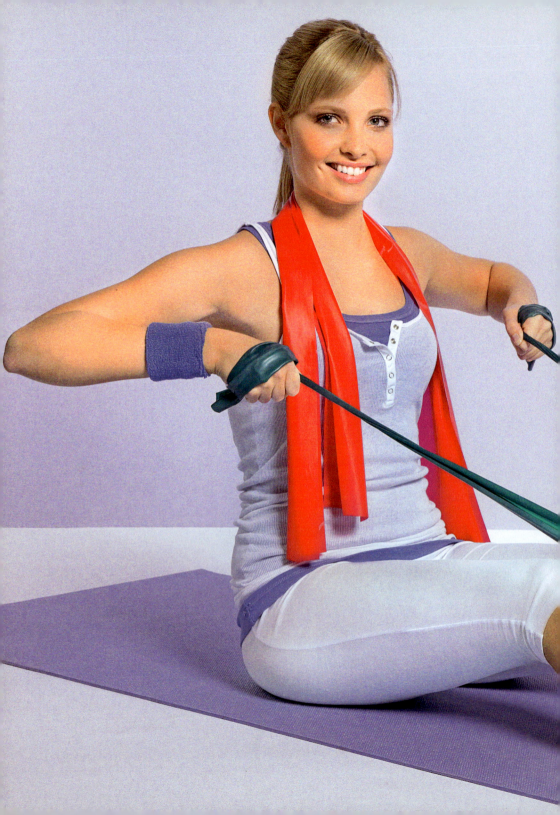

DOPPELT SCHNELL IN BESTFORM KOMMEN

Kraft, Ausdauer, Geschmeidigkeit, Koordination und ein wacher Kopf: Spezielle Übungskombis mit zwei Thera-Bändern bringen Sie in kurzer Zeit zur Traumfigur.

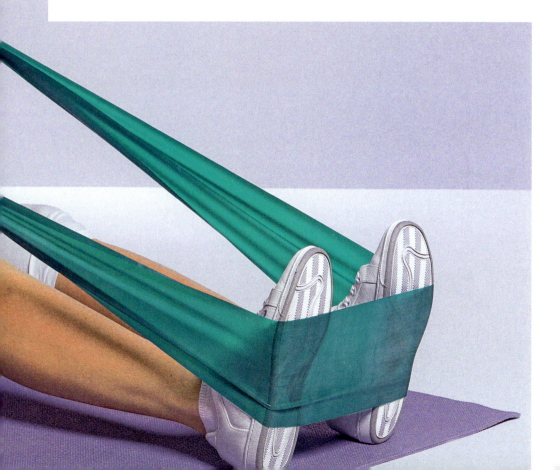

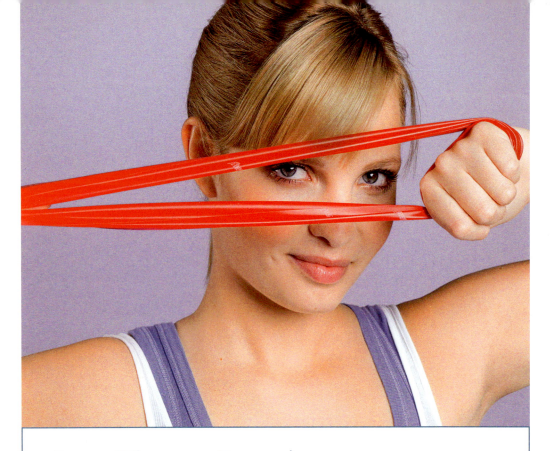

Das Thera-Band –
clever trainieren

Einen schönen Körper besitzen zu wollen, heißt nicht, den Maßen eines Models nachzueifern oder unerreichbare Ziele zu verfolgen. Vielmehr sollte man seinen Körper besser kennenlernen, ihn mit Spaß pflegen und sich in ihm wohlfühlen. Schlanke Konturen und straffe Muskeln – eine schöne Figur muss kein Traum bleiben. Muskeltraining mit dem Thera-Band macht fit und formt den Körper. Bindegewebe und Haut werden besser durchblutet, sichtbar und fühlbar gestrafft. Und auch die Psyche profitiert.

Stärker, gesünder, schlauer

Es ist wissenschaftlich längst bewiesen, dass regelmäßiges Training nicht nur Kraft, sondern auch Köpfchen aufbaut. Muskeln wirken ganzheitlich in unserem Körper: Sie verjüngen, regen den Fettabbau an, stärken das Immunsystem und optimieren die geistigen Fähigkeiten. Jedes Mal, wenn sich ein Muskel anspannt oder erschlafft, sendet er chemische Stoffe und Proteine aus. Diese werden über die Blutbahn vom Gehirn aufgenommen. Dort liefern sie den Impuls zur Produktion von Nährstoffen, die für beinahe jede Gehirnaktivität notwendig sind. Durch die Trainingsimpulse beginnen Nervenzellen sich zu verzweigen und über neue Verbindungen miteinander zu kommunizieren.

Dieser Prozess ist die Basis für neue Lernerfahrungen. Kurz: Je besser die persönliche Fitness und körperliche Gewandtheit, umso größer ist auch die geistige Leistungsfähigkeit. Ideal, um die Gehirnleistung positiv zu beeinflussen, ist die Schulung der Koordination, was Sie mit den komplexen Kombiübungen im Praxisteil ab Seite 85 optimal umsetzen können. Sie aktivieren damit Körper und Geist im hohen Maße.

Wenn Sie Ihre Muskulatur trainieren, wird eine Fülle von Körpervorgängen positiv verändert: Sie werden konzentrierter, entspannter und bleiben auch abseits der Trainingsmatte aktiv. Ab jetzt gilt: Wer es in den Beinen hat, hat es auch im Kopf!

EXTRA FÜR DIE SCHÖNHEIT

Die Zellen des Bindegewebes erhöhen bei Zugbelastungen durch die Muskulatur, wie beim Training mit dem Thera-Band, die Produktion von Kollagen. Dieses Eiweiß stärkt die Sehnen und strafft die Haut. Die Kraft »vom Band« vermehrt zudem die Stammzellen in den Muskeln und verjüngt so das Gewebe.

Fit wie nie – Ihr ganzer Körper profitiert

Muskeln sind hungrige Fettverbrenner. Die attraktiven Kraftpakete fordern kontinuierlich mehr Energie, weil sie den Grundumsatz erhöhen: So verbraucht man pro 750 Gramm mehr Muskelmasse etwa 50 Extrakalorien am Tag. Durch regelmäßiges Training können Sie Ihre Muskelmasse um bis zu drei Kilogramm steigern. Das bedeutet: Sie verbrennen rund um die Uhr, 24 Stunden lang, bei allem, was Sie tun, mehr Kalorien und Fett, allein durch das Anheizen des Stoffwechsels. Der zusätzliche Energieverbrauch durch das Training kommt noch dazu. Nach neuesten Erkenntnissen bringen die Botenstoffe der aktiven Muskulatur auch Fettpolster direkt über dem aktiven Gewebe zum Schmelzen.

Tolle Aussichten – Vorteile ohne Ende

Das Muskeltraining stärkt die Knochen, wirkt sich positiv auf die Blutfette aus und hilft gegen leichten Bluthochdruck fast ebenso gut wie ein Medikament. Es wirkt entzündungshemmend, schützt vor Zellschäden und hält jung, beugt Typ-II-Diabetes vor und gibt der Seele Auftrieb, weil die stimmungserhellenden Glückshormone Endorphin und Serotonin durch Bewegung verstärkt ausgeschüttet werden. Je besser Sie trainiert sind, umso mehr profitieren Sie von all diesen Vorteilen.

Ein straffes Muskelkorsett lässt Sie nicht nur jünger aussehen, sondern Sie fühlen sich auch aktiver, frischer, attraktiver und selbstbewusster. Dieses Plus an Lebensqualität versetzt Sie in eine positive Grundstimmung, dank der Sie weder bei psychischen noch bei physischen Anforderungen in die Knie gehen.

Allroundgenie im Taschenformat

Mit den Thera-Bändern benötigen Sie ab jetzt nur noch ein Minimum an Zeit und Equipment, um dieses Maximum an Wirkung für Ihren Körper und Geist zu erreichen. Ausreden, sich vor dem Training zu drücken, gelten von jetzt an nicht mehr!

Das Training mit den Thera-Bändern erfordert sehr wenig Aufwand und ist superschnell zu lernen. Mit Sicherheit haben Sie damit das kleinste und handlichste Fitnessstudio der Welt in Ihrer Tasche! Die Bänder sind immer greifbar, denn sie passen wirklich in jede Hosen- oder Handtasche. Sie können damit überall schnell und effektiv trainieren – egal ob im Büro, zu Hause, im Fitnessstudio oder unterwegs.

Das Repertoire umfasst Übungsanleitungen für Muskelkraft ebenso wie für Ausdauer, Beweglichkeit und Koordination.

In Zukunft können Sie im Alltag so jedes noch so kleine Zeitfenster für ein Blitzworkout nutzen – zehn Minuten morgens zwischen Bett und Bad, eine halbe Stunde abends zwischen Heimkommen und Ausgehen. Studien haben bewiesen: Eine Vielzahl kurzer Trainingskicks wirkt sich mindestens so positiv auf den Körper aus wie eine einzelne lange Einheit. Genießen Sie die Freiheit, Ihr Workout dann zu machen, wenn es Ihre Zeit zulässt.

WICHTIG
Führen Sie die Übungen nicht mechanisch als immer wiederkehrende Abfolge aus, sondern erspüren Sie Ihren Körper bewusst: Wo fühlen Sie die Spannung am stärksten, wo können Sie gut loslassen? Durch die nach innen gerichtete Achtsamkeit kommen auch Ihre Gedanken zur Ruhe. Trainieren Sie außerdem nur alle zwei bis drei Tage intensiv: Ihr Körper braucht eine kleine Pause zur Erholung und fürs Muskelwachstum.

Ein feiner Zug

Eine weitere Stärke des Minitools aus Latex ist seine Wandlungsfähigkeit. Ist die Zugkraft des Bandes zu Beginn jeder Bewegung noch recht gering, nimmt sie im Laufe der Ausdehnung stetig zu und erreicht in der Endposition jeder Übung ihren Höhepunkt. Diese kontinuierliche Steigerung der Anspannung von Band und Muskeln macht das Training so extrem effektiv.

Umgekehrt gilt: Treten beim Training erste Ermüdungserscheinungen auf, reduziert sich der Widerstand des Bandes – anders als zum Beispiel bei einer Hantel – mit dem abnehmenden Bewegungsumfang automatisch. Auch wenn Sie an Ihren Grenzen trainieren, ist eine Überbelastung Ihrer Bänder und Gelenke ausgeschlossen, weil Ihnen das Band nicht mehr Widerstand bietet, als Sie zuvor aufgebaut haben. Wenn Sie ermüden, dehnen Sie automatisch das Band nicht mehr so weit wie zu Beginn der Übung, und der Widerstand sinkt. Genial einfach und sicher – und ein echtes Powertraining für Ihre Muskeln.

Alles auf Spannung

Federleicht ist das Thera-Band. Was man ihm nicht ansieht: Der Workout-Winzling ist ein echtes Allroundgenie in Sachen Fitness. Aufgrund der freien Bewegung beim Workout mit den Thera-Bändern bestimmen Sie allein die Übungsintensität.

Durch die komplexen Bewegungsabläufe und das Ausbalancieren des Bandes werden außerdem immer zusätzliche Muskelgruppen beansprucht: So trainieren Sie beispielsweise nicht nur Ihre Arme und Ihren Oberkörper, sondern mit der gleichen Übung auch Beine, Po und Waden. Ein durchdachtes Thera-Band-Training ist somit eine der effektivsten Möglichkeiten, alle Muskelgruppen nahezu optimal zu belasten und nebenbei auch die Fitness im Kopf zu fördern. So wird aus dem Vorhaben, einzelne Körperbereiche zu straffen, schnell ein Komplett-Workout.

Die ausgeklügelten Trainingspläne am Ende des Buches und die Tipps in den einzelnen Kapiteln helfen Ihnen, Ihr persönliches Workout immer wieder neu zu variieren und weiterzuentwickeln. Bequem und ohne Stress.

GANZHEITLICHES TRAINING
Beim Training mit dem Thera-Band gilt der Grundsatz, ohne Geräte auszukommen. Nur das Band und Ihr Körper! Sie trainieren damit Ihre komplette Muskulatur, Ihren ganzen Körper, Ihren Geist, Ihren Willen und Ihre Motivation!

Thera-Band 2 in 1 – so funktioniert's

Von nun an heißt es schlauer sporteln. Das smarte Training mit zwei Thera-Bändern schult die wichtigsten Bereiche Ihres körperlichen Leistungsvermögens gleichzeitig.

Langsam aufbauen heißt die Devise. Sie gewinnen mit wachsenden Fähigkeiten entsprechend an Fitness und verbessern so Schritt für Schritt Ihre Kraft, Ihre Koordination, Ihre Balance und Konzentration.

Auf den folgenden Seiten finden Sie zunächst alle Informationen zu den Thera-Bändern und den einzelnen Trainingsphasen, die Sie vor dem Beginn Ihres Trainings benötigen, sowie einen kleinen Bodycheck, mit dem Sie beurteilen können, wie fit Sie sind.

Mini-Band mit Maxi-Erfolg

Das 2-in-1-Programm führt Sie in drei Phasen zu einem durchtrainierten Körper und einer sexy Ausstrahlung – gelungene Auftritte, ob im Sport oder im Alltag, sind garantiert! Sie brauchen dafür keine großen Geräte – mit den zwei Thera-Bändern haben Sie Ihr Fitnessstudio immer bei sich.

Einmal trainiert, doppelt profitiert

Ein weiterer Clou des 2-in-1-Programms: Auf der zweiten Trainingsstufe werden viele der zuvor erlernten Moves (Basisübungen aus Phase I) in eine Übung integriert, die gleichzeitig mindestens zwei Muskelbereiche strafft. So bekommen Sie am Ende ein auf Sie zugeschnittenes ganzheitliches Trainingsprogramm, das den Körper ebenso fordert wie den Geist. Bei diesen kombinierten Übungen müssen nicht nur Ihre Muskeln Teamwork leisten: Auch Kopfarbeit ist hier gefragt, denn das gleichzeitige Beugen und Strecken von Armen und Beinen fordert Ihre Konzentration und Koordination.

WICHTIG

Die Thera-Bänder sind nach Widerstandsklassen farbig codiert (siehe Seite 33). Die elastischen Kraftprotze gibt es in acht verschiedenen Farben (original Thera-Band-Produkte), die für unterschiedliche Zugstärken stehen: Von ganz leicht (beige) bis maximal schwer (gold) ist für jeden Anspruch etwas dabei. Einsteiger nutzen zu Beginn ein Band mit geringerem Widerstand, um sich mit den neuen Bewegungsabläufen vertraut zu machen. Erfahrene Fitnesssportler können gleich einen höheren Widerstand wählen. Grundsätzlich gilt: Je mehr Muskeln an der Übungsausführung beteiligt sind, desto höher sollte die Bandstärke sein – immer vorausgesetzt, dass Sie die Bewegung bereits sicher beherrschen.

WARUM ZWEI BÄNDER?

In ihren unterschiedlichen Einsatzbereichen arbeiten die beiden Bänder wirkungsvoll zusammen: Das stärkere ist für die großen, kräftigeren Muskelgruppen, etwa an den Beinen und am Rücken, das leichtere für kleinere oder schwächer ausgeprägte Muskelpartien zum Beispiel an Armen und Bauch. So haben Sie für jede Körperpartie, jede Übung und jeden Anspruch den optimalen Trainingspartner.

Die zwei Thera-Bänder ermöglichen ein für Sie maßgeschneidertes Training, da Sie es auf diese Weise optimal verschiedenen Trainingslevels (Einsteiger, Trainierte und Sportler) zuordnen können. Mit diesem Workout trainieren Sie alle Bereiche Ihres Körpers intensiv und vor allem gezielt – völlig gleich, wie gut Sie bereits in Form sind. Das Training mit den Bändern passt sich ganz Ihren Bedürfnissen an.

Ein zusätzlicher unschlagbarer Vorteil des 2-in-1-Konzepts liegt in der lebensnahen Trainingsweise. Die Muskeln werden nicht mehr einzeln trainiert, sondern in funktionellen Zusammenhängen. Das entspricht der Beanspruchung im täglichen Leben weit mehr als das bisher oft empfohlene Isolationstraining, bei dem nur einzelne Muskeln bearbeitet werden. Jetzt muss etwa nicht nur der Bizeps allein schuften, vielmehr ist der gesamte Oberkörper samt der Rumpfmuskulatur gefordert.

Phase I: Basistraining für optimalen Erfolg

In Phase I finden Sie die wichtigsten Basisübungen für jede Körperpartie. Das Programm besteht aus bewährten Klassikern, mit denen Sie in relativ kurzer Zeit Kraft entwickeln und schlanke, kompakte Muskeln aufbauen. Das Basistraining schafft eine solide Grundlage aus Kraft, Balance und Flexibilität. Die Übungen sind für Einsteiger und Fortgeschrittene ebenso geeignet wie für bereits erfahrene Athleten. Die Bandstärke ist entscheidend. Sie bildet die Basis für den nächsten Kraftsprung. Je nach Veranlagung sind nach vier bis sechs Wochen die ersten deutlichen Trainingsresultate zu sehen. Sie spüren nun die positiven Effekte für Leistungsfähigkeit und Figur. Mit den Erfolgen wächst auch die Motivation. In Phase II warten daher neue Herausforderungen auf Sie.

Phase II: Qualität geht vor Quantität

Das Fundament für Ihren Traumkörper haben Sie bereits gelegt. Nachdem sich Ihre sauberen Bewegungsabläufe eingeschliffen haben, sorgen jetzt »verschärfte« Varianten für mehr Abwechslung. In der zweiten Phase werden zwei oder mehr der zuvor erarbeiteten Übungsklassiker aus dem Basistraining kombiniert oder mit neuen Bewegungsabläufen erweitert (»Compound Moves«), so dass ein natürlicher Bewegungsfluss entsteht.

WICHTIG
Achten Sie bei den Kombi-Moves ganz besonders auf eine korrekte Bewegungsausführung. Sie ist hier noch entscheidender für den Erfolg als bei den anderen Übungen.

Die cleveren Kombiübungen bewirken, dass Ihre Muskeln optimal zusammenarbeiten – auch im Alltag, etwa wenn Sie eine Getränkekiste vom Boden heben: Durch die gute Zusammenarbeit aller Muskeln wird Ihr Rücken dabei viel weniger belastet.

Weil die Rumpfmuskulatur als stützende Muskulatur in fast allen Kombiübungen angesprochen wird, trainieren Sie Bauch und Rücken stets mit. Beim Ausführen der Komplexübungen mit dem Thera-Band in der zweiten Phase schulen Sie zusätzlich Ihr Gleichgewicht und Ihre Gelenkigkeit.

Phase III: Athletics – der letzte Schliff

Jetzt wird das zuvor Erlernte zusammengeführt: Das Bedürfnis, seinen Körper zu spüren, die Muskeln im wahrsten Sinne des Wortes spielen zu lassen, wird in der dritten Stufe des 2-in-1-Konzepts erfüllt. Intensive, natürliche und geschmeidige Bewegungsabfolgen oder Übungen auf instabilen Unterlagen – etwa einem zusammengerollten Handtuch oder Kissen – geben Ihrem Körper den Feinschliff und machen Ihr Workout endgültig zum Figurhit. Diese Übungen sind ein »Wackelkandidat« im positiven Sinne: Jede Übung wird zum Balanceakt.

Das Training wird jetzt intensiver und fordert neben den großen Muskelgruppen auch die kleinen, stabilisierenden Kraftpäckchen, die den Körper im Gleichgewicht halten – sie bringen dabei laut einer Studie 15 Prozent mehr Leistung als bei einem konventionellen Krafttraining. Durch die Stimulation der tiefen Rückenmuskulatur bekommt das Workout zugleich einen präventiven Charakter. Denn nur wenn die innersten Schichten gut in Form sind, können auch die darüberliegenden gut aussehen.

Was sind die Vorteile des 2-in-1-Erfolgskonzepts?

Das Konzept ist so einfach wie wirkungsvoll, so abwechslungsreich wie durchdacht. Hier sehen Sie die zehn wichtigsten Vorteile.

1. **Sie arbeiten in Phase I mit den idealen Widerständen für jede Körperzone:** Dies ist die Grundlage für ein perfektes Fitnessfundament. Sie machen außerdem in jeder Trainingsphase eine Punktlandung, weil Sie immer mit dem idealen Widerstand trainieren.

2. **Schritt für Schritt voran:** Ihren Fähigkeiten entsprechend verbessern Sie Kraft, Koordination und Balance. In jeder Trainingsphase kommen neue motivierende Bewegungselemente hinzu.

3. **Erste Erfolge sehen und spüren:** Nach dem ersten Etappensieg starten Sie frisch motiviert in die nächste Phase.

4. **Beschwingt zur nächsten Stufe:** In Phase II bringen Sie mit wenigen, effektiven Übungen Ihre Wunschpartien in Bestform.

5. **Immer neue Trainingsreize:** Die Aufteilung in zwei Abschnitte mit unterschiedlichen Schwerpunkten sorgt für Abwechslung und immer neue Reize, auf die Ihr Körper positiv reagiert.

6. **Einmal üben, zweimal gewinnen:** Zeit ist ein kostbares Gut. Spätestens ab Phase II trainieren Sie noch effizienter mit doppeltem Effekt.

7. **Vielseitigkeit garantiert:** Abwechslungsreiche Übungen sowohl für Einsteiger als auch für ambitionierte Sportler lassen Langeweile erst gar nicht aufkommen.

8. **Wirkungsvolles Core-Training:** Die Rumpfmuskulatur als stützende Muskulatur wird in fast allen Kombiübungen angesprochen, somit trainieren Sie Ihren Körperkern (Bauch- und Rückenmuskeln) stets mit.

9. **Intelligente Muskeln:** Zusätzlich stärken Sie die Multitasking-Fähigkeiten Ihrer Muskeln: Diese müssen nicht nur gegen den Widerstand des Bandes arbeiten, sondern gleichzeitig auch den Körper stabilisieren und im Gleichgewicht halten.

10. **Fit im Alltag:** Den Erfolg dieses Trainings spüren Sie Tag für Tag. Sie gehen aufrechter, wirken selbstbewusster und gewinnen an Ausstrahlung.

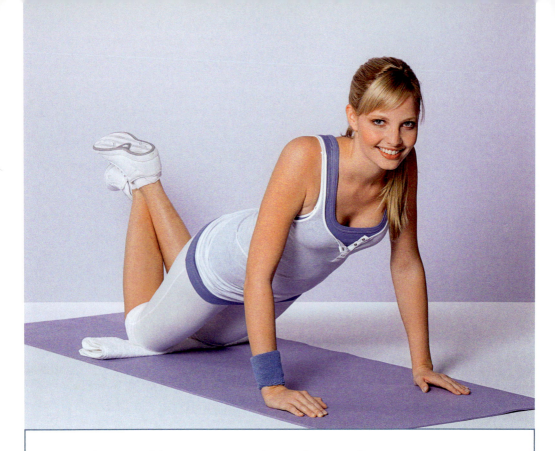

Schneller Bodycheck:
Wie fit sind Sie?

In diesem kurzen Selbsttest lernen Sie Ihr persönliches Kraftlevel kennen. Vier einfache Übungen zeigen Ihnen in wenigen Minuten, wie viel Power in Ihren Muskeln steckt. Damit können Sie anschließend Ihr Trainingsprogramm optimal zusammenstellen. Überprüfen Sie Ihr Ergebnis alle zwei bis drei Monate, um das Trainingslevel entsprechend anzupassen. Der Check hilft außerdem auch geübten Sportlern, einseitige Belastungen zu vermeiden und das Beste aus sich herauszuholen.

Vier Übungen geben Auskunft

Sind Sie Profisportler oder Einsteiger? Die folgenden vier Test-übungen zeigen Ihnen, wie gut Sie bereits trainiert sind. Später helfen sie Ihnen dabei, Ihren Erfolg zu überprüfen. Zählen Sie am Schluss alle erreichten Punkte zusammen und lesen Sie die Gesamtauswertung auf Seite 21.

Vermeiden Sie bitte unbedingt einen Kaltstart – Ihr Körper ist schließlich kein Sportwagen! Beginnen Sie mit einem kurzen Warm-up, etwa indem Sie fünf bis acht Minuten auf der Stelle gehen oder locker auf dem Mini-Trampolin wippen (eine Bezugsadresse finden Sie auf Seite 124).

Arm- und Brustmuskulatur: Liegestütz

Machen Sie innerhalb von 30 Sekunden so viele Liegestütze wie möglich – am besten stellen Sie sich dazu einen Küchenwecker. Stützen Sie Ihre Knie mit einem zusammengefalteten Handtuch.

Nicht mogeln: Punkte gibt es nur für sauber ausgeführte Wiederholungen, bei denen Sie den Körper bis unmittelbar über den Boden absenken und anschließend die Arme fast wieder ganz strecken konnten. Atmen nicht vergessen!

> Stützen Sie sich im Vierfüßlerstand auf die Knie und die nach vorn zeigenden Handflächen.

> Nun die Unterschenkel anheben und die Füße kreuzen. Die richtige Position sehen Sie auf dem Foto links.

> Richten Sie Ihren Blick nun zum Boden, sodass Ihr Rücken und Ihr Nacken eine Linie bilden.

Auswertung: Wie viele sauber ausgeführte Liegestütze schaffen Sie?

> Mehr als 30 Liegestütze: 3 Punkte.

> 20 bis 30 Liegestütze: 2 Punkte.

> Weniger als 20 Liegestütze: 1 Punkt.

TIPP

Falls Sie nicht die gesamten 30 Sekunden durchgehalten haben, zählen Sie die Liegestütze, die Sie noch korrekt ausführen konnten.

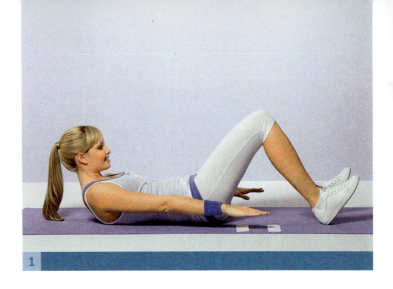

Bauchmuskulatur: Basic Crunch

Eine gut trainierte Bauchmuskulatur ist immer ein Blickfang, keine Frage. Wichtiger aber ist ihre stützende Funktion als Teil des Muskelkorsetts für Ihre Wirbelsäule.

> Legen Sie sich mit angewinkelten Beinen auf den Rücken. Ihre Füße sind aufgestellt, die Arme liegen gestreckt neben dem Körper. Markieren Sie den vordersten Punkt, den Sie entspannt mit den Fingerspitzen erreichen. Setzen Sie anschließend eine zweite Markierung 10 Zentimeter weiter vorn an.

> Spannen Sie mit dem Ausatmen die Bauchmuskulatur an und richten Sie sich so weit wie möglich auf, indem Sie versuchen, die unteren Rippen dem Becken ohne Schwung anzunähern.

1 > Bewegen Sie den Oberkörper nach oben vorn, bis Sie mit den Fingerspitzen die vordere Markierung erreichen.

> Kurz halten. Dann den Oberkörper wieder abrollen, ohne den Kopf abzulegen. Die Bauchmuskeln dabei angespannt lassen.

Auswertung: Wie oft erreichen Sie die vordere Markierung?

> Mehr als 25-mal: 3 Punkte.

> 20- bis 25-mal: 2 Punkte.

> Weniger als 20-mal: 1 Punkt.

Balance: Einbeinstand

Diese Übung sieht simpel aus, zählt aber zu den anspruchvollsten! Nehmen Sie eine Uhr in die Hand oder bitten Sie jemanden, die Zeit zu messen, die Sie auf einem Bein aushalten. Gewertet wird die Seite mit der geringeren Standzeit.

2 › Sie stehen aufrecht. Schließen Sie die Augen und heben Sie ein Bein an. Das Standbein dabei nicht durchdrücken!

› Strecken Sie das Bein nach vorn und zeichnen Sie mit der Fußspitze ganz langsam einen Halbkreis in der Luft um den Körper.

› Wiederholen Sie das Ganze mit dem anderen Bein.

Auswertung: Wie lang halten Sie die Balance?

› Über 20 Sekunden: 3 Punkte.

› Über 10 Sekunden: 2 Punkte.

› Weniger als 10 Sekunden: 1 Punkt.

TIPP

Die nötige Balance für diesen Test entsteht durch das Zusammenspiel des Gleichgewichtsorgans im Innenohr mit den Muskeln an Rumpf, Armen und Beinen, deren Bewegungen bei der Übung genau koordiniert werden müssen.

Standhaftigkeit: Kniebeuge

Es zählen nur sauber ausgeführte Kniebeugen! Gewertet wird die Seite mit der geringeren Anzahl.

> Setzen Sie sich auf die Vorderkante eines kniehohen Hockers oder Stuhls. Lösen Sie nun einen Fuß etwas vom Boden. Neigen Sie sich mit geradem Rücken etwas nach vorn und strecken beide Arme waagerecht nach vorn.

1 > Drücken Sie sich ausatmend kontrolliert ohne Schwung durch die Kraft der Oberschenkelmuskulatur vom Hocker ab, indem Sie das Standbein beinahe ganz durchstrecken.

> Den Po wieder langsam senken, ohne die Sitzfläche zu berühren. Diese soll nur helfen, den Bewegungsumfang festzulegen.

Auswertung: Wie viele Kniebeugen schaffen Sie?

> Mehr als 5, dann wird's happig: 3 Punkte.

> 3–5, dann beginnen die Beine zu zittern: 2 Punkte.

> Autsch, höchstens 2: 1 Punkt.

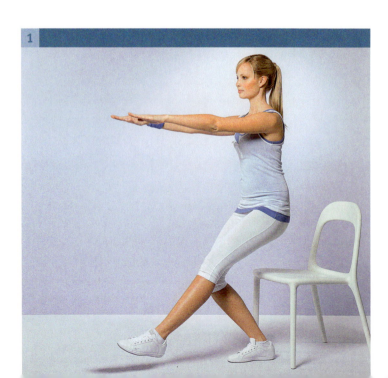

Ergebnisse

Mit dem kleinen Fitnesstest haben Sie nun herausgefunden, wo es eventuell »hakt« – und können jetzt Ihre Schwachstellen ganz gezielt trainieren. Damit sind Sie auf dem richtigen Weg zum Wohlfühlbody.

Bis 4 Punkte: Einsteiger

Sie haben Aufholbedarf in Sachen körperliche Fitness. Was immer am Anfang nötig ist, damit Sie Ihr Programm durchziehen: Tun Sie es! Nur Mut, denn auf dieser Stufe bringen bereits kleine Anstrengungen und Kurskorrekturen schnelle Erfolge. Mit dem Thera-Band-Workout werden Sie sich bei konsequentem Training in kurzer Zeit deutlich steigern. Versuchen Sie unbedingt regelmäßig und konzentriert so zu trainieren, dass es Ihnen Spaß macht. Verbuchen Sie jeden Trainingtag als ein Etappenziel und damit bereits als einen persönlichen Erfolg!

5 bis 8 Punkte: Trainierte

Sie verfügen bereits über ein ausgewogenes Fundament an Kraft und Koordinationsfähigkeit. Auf dieser Basis können Sie prima aufbauen und Ihr Potenzial weiterentwickeln. Durch gezieltes Training können Sie Ihre Leistung leicht und nachhaltig verbessern. Wichtig sind gleichmäßig gute Ergebnisse in allen Bereichen. Bleiben Sie also dran! Nach drei bis vier Wochen können Sie richtig durchstarten und Ihr Programm mit den anspruchsvolleren Übungen ergänzen.

9 bis 12 Punkte: Sportler

Sie sind in allen Bereichen ziemlich fit. Auf die faule Haut sollten Sie sich deshalb aber nicht legen: Wer rastet, der rostet! Mit einem noch gezielteren Training können Sie auch die letzten individuellen Defizite leicht ausgleichen. Die neuen anspruchsvollen Übungen im Praxisteil helfen Ihnen, sich weiter zu steigern. Falls trotzdem einmal eine Übung zu schwer sein sollte, absolvieren Sie sie einfach auf einem niedrigeren Level. Konzentrieren Sie sich dabei bewusst auf Ihre wenigen Schwachstellen.

WICHTIG
Falls die Testergebnisse nicht Ihren Wunschvorstellungen entsprechen: Stecken Sie nicht gleich den Kopf in den Sand! Nach vier Trainingswochen sieht Ihr Ergebnis schon ganz anders aus.

Drei Levels – drei Programme

Wählen Sie nun das Programm, das zu Ihrem Testergebnis (siehe Seite 21) passt. Als »Satz« wird hier die Anzahl der Wiederholungen bezeichnet, die Sie ohne Pause ausführen können.

Einsteiger

> Häufigkeit: Wenn Sie 1- bis 2-mal pro Woche »am Band ziehen«, können Sie sich bald über erste Erfolge freuen.
> Anzahl der Übungen: 6 bis 8. Starten Sie mit 1 bis 2 Übungen aus dem Basistraining für jede Körperpartie.
> Intensität: Wählen Sie ein Band, mit dem Sie 20 bis 25 Wiederholungen korrekt ausführen können (Intensitätsbereich 4).
> Umfang: Zu Beginn sind 1 bis 2 Sätze optimal. Erst wenn Ihre Leistung stagniert, erhöhen Sie auf 3 Sätze.
> Pausen: Nach jedem Satz 30 bis 40 Sekunden.

TIPP

Für alle Leistungsstufen gilt: Überprüfen Sie alle 6 bis 12 Wochen, ob die verwendete Bandstärke (siehe Seite 12/13) für die jeweilige Übung und den betreffenden Körperbereich noch angemessen ist. So können Sie optimal an Ihren Wunschpartien arbeiten!

Trainierte

> Häufigkeit: 2 bis 3 Einheiten über die Woche verteilt.
> Anzahl der Übungen: 2 Übungen für jede Muskelgruppe plus 2 bis 3 Kombiübungen für Ihre Schwachstellen.
> Intensität: Fordern Sie sich mit einem Widerstand, bei dem Sie nach 10 bis 15 Wiederholungen eine deutliche Anstrengung spüren (Intensitätsbereich 4). Trainieren Sie am Anfang moderat, später intensiver. Ihre Muskeln dürfen ruhig etwas brennen.
> Umfang: Führen Sie 2 bis 3 Sätze bei jeder Übung aus.
> Pausen: Nach jedem Satz 30 bis 60 Sekunden.

Sportler

> Häufigkeit: Absolvieren Sie Ihr Workout 3-mal pro Woche.
> Anzahl der Übungen: 4 bis 5 Kombiübungen plus mindestens eine weitere Herausforderung aus »Athletics« ab Seite 105.
> Intensität: Wählen Sie das Band so, dass Ihre Muskeln nach 8 bis 10 Wiederholungen leicht brennen (Intensitätsbereich 4 bis 5). Führen Sie auch die letzte Wiederholung exakt aus!
> Umfang: Führen Sie 2 bis 4 Sätze bei jeder Übung aus.
> Pausen: Nach jedem Satz maximal 1 Minute.

Den richtigen Intensitätsbereich selbst spüren

Der Widerstand, der durch die ideale Bandstärke erzeugt wird, variiert beim Training je nach Übung und beanspruchter Muskelgruppe.

Die Trainingsempfehlungen geben Ihnen nur die Anzahl der Wiederholungen und Sätze an. Die Stärke des Widerstands wählen Sie immer selbst. Dieses subjektive Belastungsempfinden hat sich in der Wissenschaft als zuverlässige Größe bewährt. Sie können Ihren Körper selbst am genauesten einschätzen, und umgekehrt entwickeln Sie auf diese Weise ein noch besseres Körpergefühl.

Orientieren Sie sich für Ihr Workout an der folgenden Einstufung (siehe auch linke Seite bei »Intensität«):

1. **Sehr leicht.**
   Sie nehmen die Belastung andeutungsweise wahr.
2. **Leicht.**
   Sie nehmen die Belastung wahr, sind jedoch noch weit von Ihrer Leistungsgrenze entfernt.
3. **Etwas anstrengend.**
   Sie spüren die Intensität deutlich, verfügen aber noch über eine große Belastungsreserve.
4. **Anstrengend.**
   Sie reizen Ihre Kräfte weiter aus, beenden aber den Satz so, dass noch einige Wiederholungen möglich sind.
5. **Schwer.**
   Sie beenden den Satz kurz vor der Erschöpfung. Ihr Kraftpotenzial ist bereits weitgehend erschöpft.
6. **Sehr schwer.**
   Sie setzen den Satz bis zur Erschöpfung fort.

Wählen Sie jeweils die subjektive Belastungsintensität, die Sie als optimal empfinden.

Damit Ihre Muskulatur leistungsfähig bleibt, ist eine Mindestbelastung notwendig, die deutlich über dem Alltagsniveau liegt.

Beginnen Sie daher als Einsteiger bereits mit der Stufe 3 bis 4.

Trainierte sollten die Intensität einzelner Workouts auf 5 steigern.

Sportler können kurzzeitig auch auf der höchsten Intensitätsstufe 6 ihre Grenzbereiche ausloten.

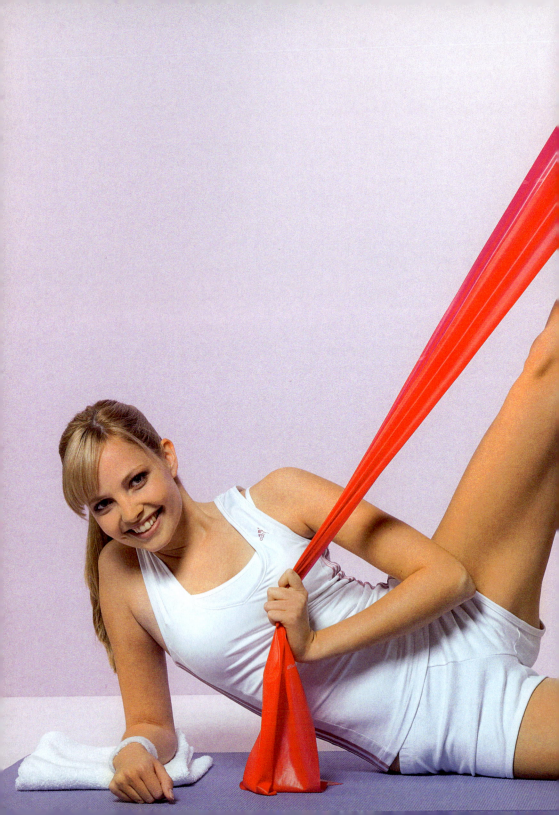

BASISTRAINING FÜR STRAFFE FORMEN

Hier finden Sie Infos zum Start und die besten Basisübungen, gegliedert nach Körperregionen. So erreichen Sie Ihr Trainingsziel schnell und ohne Umwege.

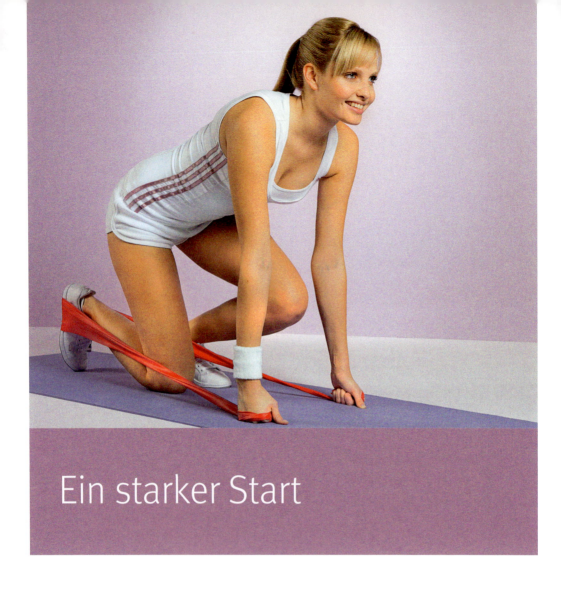

Ein starker Start

Steigen Sie ein in Ihr persönliches Fitnessprogramm für mehr Power und einen schlankeren Körper! Mit den effektiven Übungen tanken Sie neue Kraft und Lebensfreude. Auch wenn Sie in den ersten drei Wochen ein wenig Disziplin und Energie aufbringen müssen, um regelmäßig zu trainieren: Es lohnt sich! Ihr Körper wird Sie nie im Stich lassen. Sie werden entdecken, wie viel Kraft in ihm steckt. Wenn Sie die Tipps auf den folgenden Seiten beachten, können Sie gleich loslegen!

Trainingsbasics

Die feine Abstufung der Bandstärken ermöglicht eine genaue Dosierung der Kräfte für Ihr persönliches Trainingsniveau. Ganz wichtig: Während der gesamten Ausführung sollte die Belastung in dem für Sie idealen Bereich liegen. Zu Beginn ist hier systematisches Ausprobieren angesagt (siehe Kasten Seite 23).

Die richtige Intensität

Wer beispielsweise auf Stufe 4 trainiert und etwa 20 bis 25 Wiederholungen anpeilt, sollte die letzte Belastung als »mittelschwer« empfinden, also noch einige Wiederholungen in Reserve haben. Nach ein, zwei Testdurchgängen haben Sie die richtige Intensität gefunden. Bei höherer Intensität ist der Bewertungsmaßstab die letzte technisch einwandfrei durchgeführte Wiederholung.
Entscheiden Sie sich im Zweifel für das leichtere Band. Den Widerstand können Sie dann ganz leicht durch eine straffere Wickelung feinjustieren – oder Sie machen einfach einige Wiederholungen mehr. Vorteil dieser Methode: Sie können Ihr Training auf jeder Ebene stetig an Ihr aktuelles Leistungsniveau anpassen.
Liegt die Belastung über mehrere Einheiten hinweg spürbar unter der gewünschten Stufe, erhöhen Sie den Widerstand. Bei einem vorübergehenden Formtief reduzieren Sie ihn dagegen kurzfristig.

TIPP: Mit der Schwerkraft oder dagegen?

Durch die richtige Übungsauswahl können Sie die Intensität Ihres Trainings zusätzlich erhöhen oder vermindern. Übungen, bei denen das eigene Körpergewicht den Widerstand des Thera-Bandes ergänzt, bei denen Sie also gegen die Schwerkraft arbeiten, steigern die Intensität des Trainings. Übungen mit der Schwerkraft senken dagegen den Schwierigkeitsgrad. Anspruchsvollere Übungen »gegen die Schwerkraft« sind zum Beispiel die »Reverse Curls« auf Seite 55 oder die »Easy Push-ups« auf Seite 61, da hier das Band für eine erhöhte Intensität sorgt. Dagegen ist beispielsweise der auf Seite 47 gezeigte Basic Crunch eine einfachere Übung, da hierbei das Thera-Band die Ausführung erleichtert – machen Sie zur Probe den Basic Crunch ruhig mal ohne Band!

Optimal statt maximal

In den ersten Wochen Ihres Trainings mit den Thera-Bändern geht es vor allem um eins: Routine entwickeln. Wichtiger als Topleistungen ist Kontinuität! Viele Einsteiger, bei welcher Art Training auch immer, verlieren die Motivation, weil sie anfangs zu hart trainieren und zu schnell zu viel wollen – schade!
Das Ziel der ersten Einheiten sollte es sein, sich mit den Übungen und Bewegungsabläufen vertraut zu machen, um eine gute Trainingstechnik zu entwickeln.

Individuell trainieren

Orientieren Sie sich an Vorgaben, aber übernehmen Sie nicht alles: Sportliche Fähigkeiten lassen sich nicht einfach je nach Trainingsstand multiplizieren, denn Faktoren wie Kreislaufstärke, Hebelverhältnisse und anderes sind von Mensch zu Mensch verschieden. Wenn zum Beispiel zehn Wiederholungen angegeben sind, dann beenden Sie den Satz nicht genau bei dieser Anzahl, sofern Sie noch Power haben! Nehmen Sie die genannte Anzahl der Wiederholungen lediglich als Richtwert und nicht als exakt einzuhaltende Vorgabe. Vertrauen Sie dabei auf die Weisheit Ihres Körpers. Prüfen Sie die Ratschläge und testen Sie die Tipps in diesem Buch! Machen Sie das, was zu Ihnen passt.
Allgemein gilt: Wählen Sie den Widerstand stets so schwer, dass Sie die angegebenen Wiederholungszahlen nur knapp schaffen.

TIPP: Schritt für Schritt steigern

Bei den Wiederholungen gilt für Einsteiger und geübte Sportler das gleiche Prinzip: Zuerst die Wiederholungen um fünf steigern, bevor Sie weitere Sätze hinzufügen oder den Widerstand verschärfen. Wenn auch das keine Herausforderung mehr darstellt, können Sie entweder einen weiteren Satz einbauen oder das Band kürzer greifen. Ansonsten gilt: Steigern Sie erst die Trainingshäufigkeit pro Woche, dann den Umfang (die Anzahl der Übungen und Durchgänge), später auch die Intensität.

Die Routine austricksen

Mit dem Workout ist es wie mit der Liebe: Erst schweben Sie eine Weile lang auf Wolke sieben – doch später ist Fantasie gefragt. Damit es spannend bleibt und Sie mit Lust an der Bewegung dabeibleiben, verändern Sie Ihre Trainingsroutine alle vier bis sechs Wochen. Mit dem Thera-Band können Sie ein Leben lang trainieren, und es wird Ihnen und Ihrem Körper nie langweilig, sprich, er bekommt immer neue Trainingsreize. Dazu müssen Sie lediglich das Prinzip der Variation beherzigen.

So bleibt Ihr Training spannend

> Spielen Sie mit einer gesteigerten Wiederholungszahl und später auch mit einer gesteigerten Satzzahl.

> Werden Sie kreativ, was die Bewegungen der ausgewählten Übungen betrifft, oder tauschen Sie spontan eine Übung Ihres Programms gegen eine andere aus.

> Variieren Sie die Geschwindigkeit, mit der Sie eine Übung ausführen: Zählen Sie mit und bewegen Sie sich auf die Eins schnell nach unten und auf die Drei langsam wieder nach oben – und umgekehrt. Oder probieren Sie es einmal in »Slow Motion«: Lassen Sie sich bei jeder Wiederholung mehr Zeit und arbeiten Sie ohne Schwung. Zählen Sie während einer Bewegungsphase bis zehn oder sogar bis zwölf. In diesem Zeitlupentempo können Sie Ihre Muskeln prima fordern.

> Verändern Sie die Ausgangsposition der Übung: Zur Auswahl stehen Hüftstand, schulterbreiter Stand, Schrittstellung, Ausfallschritt, Vierfüßlerstand, Bauchlage oder Seitlage. Die trainierten Muskeln werden so immer etwas anders belastet.

> Wer am Ende einer Übung noch einmal alles geben möchte, reduziert die Spannung oder führt noch einige Wiederholungen ohne zusätzlichen Widerstand aus.

Sorgen Sie also immer wieder für Abwechslung, denn jede Variation bedeutet einen neuen Trainingsreiz, der Ihre Muskeln fordert. Je länger Sie bereits trainieren, desto ausgefallener muss der neue Reiz sein. Variieren Sie nach Lust und Laune – das wird Ihnen mit wachsender Trainingserfahrung immer leichter fallen.

TIPP

Betonen Sie immer das, was Sie sich wünschen – nicht das, was Sie nicht wollen. Sagen Sie sich mehrmals am Tag Ihre Erfolgsformel vor. Zum Beispiel: »Ich schaffe das. Ich tue mir etwas Gutes.« Am wirkungsvollsten ist das kurz vor dem Einschlafen.

Richtig trainieren

So holen Sie das Beste aus Ihrem Training heraus:

> Absolvieren Sie die Kombiübungen (ab Seite 85) immer vor den isolierten Bewegungen (ab Seite 38), Ihre Muskeln sind dann für die gezielten Belastungen vorbereitet. Die umgekehrte Reihenfolge könnte dazu führen, dass ein bereits erschöpfter kleinerer Muskel das Zusammenspiel bei den Kombiübungen behindert und die Qualität der Ausführung senkt.
> Starten Sie das Workout mit den für Sie anspruchsvollsten Übungen. Frisch und voller Energie meistern Sie diese Herausforderung leichter und freuen sich auf Ihre Lieblingsübungen am Ende – das motiviert.
> Probieren Sie neue Übungen zunächst ohne Band aus. Das bereitet die Muskulatur auf die Bewegungsabläufe vor und erleichtert das Lernen der korrekten Ausführung.
> Führen Sie die für eine Seite beschriebenen Übungen stets auch zur anderen Seite aus.

Achtsam üben

> Work-in statt Work-out: Führen Sie jede Bewegung sehr bewusst aus. Konzentrieren Sie sich eingehend auf die aktiv beteiligten Muskelpartien. Spüren Sie die Bewegung und die Wärme, die dort erzeugt wird. Wer achtsam trainiert, der trainiert auch effektiver.
> Die Atmung sollte im Einklang mit Ihren Bewegungen erfolgen: Atmen Sie bei der Anstrengung gleichmäßig mit langen, tiefen Atemzügen durch die Nase ein und beim Loslassen durch den Mund aus. Ihr Atemrhythmus ist übrigens auch ein guter Tempomacher: das Band unter Spannung setzen und ausatmen, beim Senken einatmen.
> In der Ruhe liegt die Kraft. Trainieren Sie als Einsteiger langsam und kontrolliert. Je langsamer Sie die Übung ausführen, desto stärker wirkt die Kraft bei gleicher Wiederholungszahl auf die Muskeln, und die Ausführung ist somit anstrengender und wirkungsvoller. Tipp: Zählen Sie beim Auseinander- und Zusammenziehen des Bandes jeweils langsam bis drei.

> Denken Sie beim Training nie daran, es möglichst schnell durchziehen zu wollen oder zu müssen. Hören Sie stattdessen in Ihren Körper hinein: Achten Sie auf Ihre Atmung, spüren Sie, wie Ihre Muskelfasern bei jeder Wiederholung arbeiten. Konzentrieren Sie sich ganz auf die jetzt stattfindende Muskelarbeit. So lernen Sie Ihren Körper einzuschätzen – dadurch können Sie viel präziser und erfolgreicher trainieren.

Stabilität und gute Haltung

> Egal ob im Stand oder am Boden – stabilisieren Sie zuerst immer Ihre Position, bevor der dynamische Übungsteil erfolgt: Aktivieren Sie Ihre Bauchmuskeln, indem Sie den Bauchnabel etwas nach innen ziehen. Spannen Sie den Po an und kippen Sie das Becken leicht nach vorn, sodass der untere Rücken gerade ist und kein Hohlkreuz entsteht. Schieben Sie Ihre Schulterblätter zueinander und nach unten. Ihre Wirbelsäule ziehen Sie bewusst lang.

> Halten Sie Ihren Kopf immer gerade in Verlängerung der Wirbelsäule. Der Grund: Die Haltung des Kopfes wirkt sich auch auf die anderen Körperteile aus. Ist der Kopf etwa in den Nacken gelegt, wird eine Hohlkreuzposition gefördert. Um sich korrekt auszurichten, stellen Sie sich vor, oben auf der Mitte Ihres Kopfes sei eine Schnur befestigt, die Sie wie eine Marionette sanft nach oben zieht.

> Halten Sie während einer Übung die Handgelenke in einer Linie mit den Unterarmen! Schaffen Sie das nicht, dann wählen Sie zunächst eine leichtere Bandstärke, um Ihre Handgelenke nicht zu überanstrengen.

> Lassen Sie den Kopf nicht hängen. Halten Sie ihn gerade in Verlängerung der Wirbelsäule: Ziehen Sie Ihre Schultern tief, heben Sie den Brustkorb leicht an und halten Sie den Nacken gerade. In dieser Körperposition ist der Belastungsdruck für Ihre Bandscheiben am geringsten.

> Qualität geht vor Quantität. Üben Sie zu Beginn vor einem Spiegel. Kontrollieren Sie die Ausführung und entwickeln Sie ein Gefühl für die richtigen Bewegungen.

Der richtige Einsatz des Thera-Bandes

Sie möchten optimale Resultate bei minimalem Aufwand? Mit dem richtigen Know-how ist das kein Problem. Alles, was Sie für den Start benötigen, ist ein wenig Platz, eine Matte oder ein dickes Handtuch – und die beiden Thera-Bänder.

Bewegung in alle Richtungen

Die Trainingsmöglichkeiten mit dem Thera-Band sind praktisch nur durch die eigene Vorstellungskraft begrenzt. Die flexiblen Bänder erlauben einen großen Bewegungsspielraum. Der Widerstand lässt sich aus jeder Bewegungsrichtung erzeugen – beispielsweise über dem Kopf, vom Boden aus oder zur Seite.

Durch eine Veränderung des Bewegungswinkels, etwa indem der Fixpunkt des Bandes höher oder tiefer gesetzt wird, können verschiedene Anteile einer Muskelgruppe angesprochen und Übungen kombiniert werden. Durch immer neue Reize »gewöhnt« sich der Muskel nicht so schnell an bestimmte Bewegungsmuster.

Das Thera-Band ist universell einsetzbar, erlaubt Bewegungen in jedem erdenklichen Winkel und stärkt die Muskeln qualitativ wie kein anderes Gerät. Je mehr Erfahrungen Sie sammeln, desto besser können Sie die Übungen auf Ihre Bedürfnisse abstimmen. Nach einer Trainingseinheit mit dem Band können Sie sicher sein, alles gegeben zu haben und Ihr Übungsprogramm auch beim nächsten Mal wieder weiterentwickeln zu können. Vom Einsteiger zum erfahrenen Athleten kann jeder vom Programm mit den elastischen Kraftpaketen profitieren.

Bandwiderstand und Bandlänge

Der Widerstand des Bandes wird gemäß seiner prozentualen Dehnung angegeben (siehe auch Seite 12). Das bedeutet: Dehnen Sie beispielsweise das rote Thera-Band mit einer Ausgangslänge von 50 Zentimetern auf 100 Zentimeter aus, entspricht die prozentuale Dehnung des Bandes 100 Prozent.

TIPP: Im Rhythmus des Körpers üben

Morgens von 8 bis 10 Uhr und abends von 18 bis 20 Uhr ist die beste Zeit für sportliche Höchstleistungen: Hier erreichen Kraft- und Adrenalinpegel Spitzenwerte. Auf keinen Fall sollten Sie Ihren Körper vor dem Schlafengehen noch mal »pushen« – das könnte Ihre Nachtruhe empfindlich stören. Hören Sie aber nicht nur auf die Experten, sondern auch auf Ihre innere Stimme: Trainieren Sie, wann es Ihnen am meisten Spaß macht.

Kraft in Kilogramm bei 100 % Dehnung

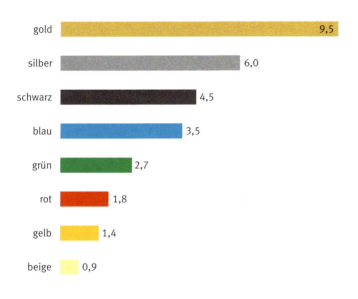

gold	9,5
silber	6,0
schwarz	4,5
blau	3,5
grün	2,7
rot	1,8
gelb	1,4
beige	0,9

Die verschiedenen Bandstärken ermöglichen eine genaue Kraftdosierung.

Bei der Länge des Bandes gilt die Devise: Lieber etwas zu lang als zu kurz! Die ideale Bandlänge liegt zwischen 2,5 bis 3,0 Metern. So vermeiden Sie unkontrollierte Bewegungsausführungen und eine zu starke Beanspruchung des Bandes.

Sicherer Halt

Um sicher und effektiv zu trainieren, ist es wichtig, das Ende des Bandes einwandfrei zu befestigen. Hierbei helfen nützliche Zubehörteile wie Türanker, Fußschlaufen oder Griffe. Der Türanker ist ein flacher Nylongurt mit einer Schlaufe und einer Schnalle an einem Ende, an der das Thera-Band befestigt wird. Den flachen Nylongurt des Ankers befestigen Sie am Türrahmen und das Schaumstoffpolster auf der anderen Seite des Rahmens. Dann schließen Sie die Tür und drehen den Schlüssel im Schloss, wodurch die Position des Bandes fixiert wird. Wie Sie einen Türanker auch selbst herstellen können, sehen Sie auf Seite 37.

Gute Pflege erhöht die Lebensdauer

So bleibt Ihr Band lange elastisch und intakt:

> Überprüfen Sie Ihr Band regelmäßig vor dem Training auf Einrisse oder Löcher. Sollte ein Riss an einem Bandende entstanden sein, schneiden Sie es einfach ab – vorausgesetzt, es ist dann noch lang genug, dass Sie Ihre Übungen korrekt ausführen können. Ansonsten tauschen Sie es besser aus.

> Legen Sie Schmuck und Armbanduhr vor dem Training ab. Lange Fingernägel oder scharfkantige Gegenstände können das Band ebenfalls leicht schädigen.

> Damit Ihr Band nicht die Spannung verliert, sollten Sie es wenn nötig nach jedem Training entknoten.

> Reinigen Sie es nach häufigem Üben nicht mit Wasser, da der Schutzfilm sonst abgewaschen wird und das Band verklebt. Breiten Sie das Band aus, streichen Sie es mit einem sauberen Tuch ab und bestäuben es anschließend mit Talkum oder herkömmlichem Babypuder, damit es nicht verklebt und griffig bleibt. Am besten geben Sie dafür etwas Puder und das Band in eine Tüte, verknoten diese locker und schütteln sie dann.

> Lagern Sie Ihr Band stets trocken und kühl, vor direktem Sonnenlicht oder Hitze geschützt.

> Verstauen Sie Ihr Band nicht unter dem Sofa. Positionieren Sie es lieber gut sichtbar in greifbarer Nähe!

TIPP: Was lässt die Muskeln »brennen«?

Mit jeder Wiederholung wird in den trainierten Muskeln mehr Energie verbraucht, bis der vorhandene Sauerstoff nicht mehr ausreicht und der Stoffwechsel auf eine andere Art der Energiebereitstellung umschaltet. Dabei wird Milchsäure (Laktat) produziert, die Muskeln übersäuern und sie beginnen zu brennen. Hinzu kommt, dass bei intensivem Krafttraining der Druck in der Muskulatur steigt. Dadurch werden Blutgefäße abgedrückt, und der Muskel bekommt weniger Sauerstoff. Mit dem Effekt, dass zusätzliche Milchsäure (Laktat) frei wird – es brennt noch heftiger. Für Einsteiger ist ein so intensives Training nicht empfehlenswert oder notwendig, Sportler dagegen können sich an diesen Grenzbereich ruhig einmal herantasten.

Sicher durchziehen

Damit Sie auch »unter Hochspannung« sicher trainieren können, sollten Sie einige Grundregeln beachten:

> Wickeln Sie das Band möglichst doppelt und breitflächig um Ihre Hände, bis die entstehende Zugspannung für die jeweilige Übung stimmt und das Thera-Band bereits in der Ausgangsstellung vorgedehnt ist. Dabei halten Sie die Enden mit dem Daumen gut fest. So bleibt das Band allein durch den Zug stabil und zusätzliches Greifen kann überflüssig werden. Vorteil: Sie trainieren damit auch gleich die ansonsten wenig beanspruchte Hand- und Fingerstreckmuskulatur.

> Bereits in der Startposition sind sowohl das Band als auch der gesamte Körper in leichter Grundspannung. Jede Bewegung beginnt mit einer Zentrierung der Körpermitte. Halten Sie das Kraftzentrum aus Bauch-, Rücken- und Beckenbodenmuskeln während der ganzen Übung, auch beim Einatmen, gespannt. Dadurch werden die Muskeln fest und Ihre Gelenke stabilisiert.

> Halten Sie das Band über den gesamten Bewegungsradius unter Spannung – auch beim Zurückkommen in die Ausgangsposition. Bitte lassen Sie das Band niemals zurückschnellen.

> Je stärker die Vorspannung des Bandes, desto größer wird der Widerstand beim Üben. Optimal ist eine Vorspannung, die am Ende jedes einminütigen Durchgangs zu einer spürbaren Ermüdung der Muskeln führt.

> Wenn Sie merken, dass Sie mit dem ausgewählten Band zu viele oder zu wenige Wiederholungen ausführen können, wechseln Sie entsprechend die Bandstärke. Oder Sie ändern die Stärke der Bandspannung, indem Sie das Band weiter verkürzen oder etwas Band nachlassen.

> Fixieren Sie das Band so unter Ihren Füßen, dass Sie vor einem Zurückschnellen sicher sind. Stellen Sie dazu einen Fuß auf die Mitte des Bandes und legen Sie es gegebenenfalls einmal um die Fußmitte (»Footwrap«). Vermeiden Sie Schuhe mit starkem Sohlenprofil, da sie Risse im Band erzeugen könnten.

> Achten Sie besonders auf sichere Knoten. Wird das Band als Schlinge benutzt, machen Sie am besten einen Doppelknoten.

TIPP

Die richtige Bewegung beginnt im Kopf. Stellen Sie sich den Übungsablauf zunächst genau vor – das machen auch Profis so.

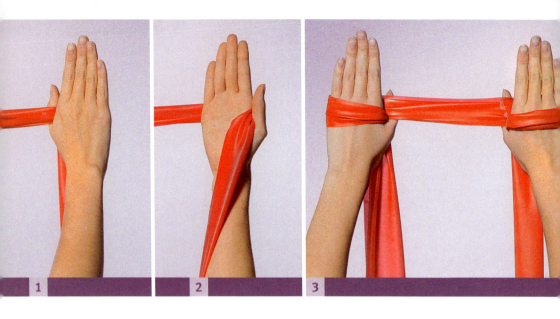

Wickeltechnik um die Hände

So wickeln Sie Ihr Thera-Band zum Ausführen der Übungen sicher und bequem um Ihre Hände:

1 › Halten Sie das Thera-Band zwischen dem Daumen und dem Zeigefinger.

2 › Die Hände nach innen eindrehen und dabei das Band mit den Daumen fixieren.

› Weiterdrehen und dabei das Band breitflächig um den Mittelhandknochen legen.

3 › Jetzt die Hände um 180 Grad nach innen drehen und das Band auf Höhe der Fingergrundgelenke um die Handmitte wickeln. Eine Umdrehung ist bereits ausreichend. Abschließend mit dem Daumen fixieren.

Türanker

Mit einem Türanker wird das Training nicht nur bequemer, sondern auch vielseitiger. Fixieren Sie das Ende des Ankers auf der äußeren Seite des Türrahmens. Stellen Sie sicher, dass die Tür fest zu und abgeschlossen ist, sodass der Anker Ihnen sicheren Halt gibt. Und so können Sie ihn herstellen:

> › Nehmen Sie ein Stück Nylonschnur oder einen Schnürsenkel und halten Sie die beiden Enden zwischen Daumen und Zeigefinger.

> › Falten Sie die Schnur nun noch einmal, um vier Stränge zu erhalten.

1 › Im oberen Drittel einen einfachen Knoten machen und straff festziehen.

2 › In der Mitte des Thera-Bandes eine Schlaufe machen und die geknotete Schnur hindurchführen.

> › Das geknotete Ende der Schnur über das Thera-Band legen und dann durch die Schlaufe in der Schnur stecken.

3 › Jetzt festziehen.

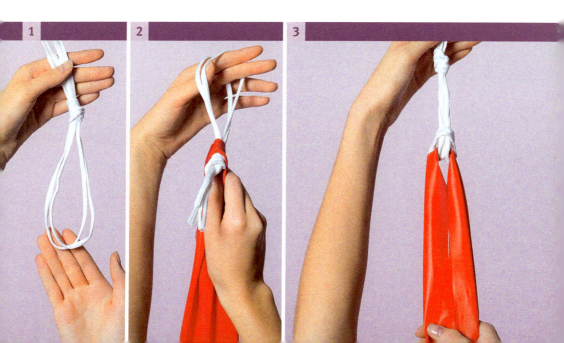

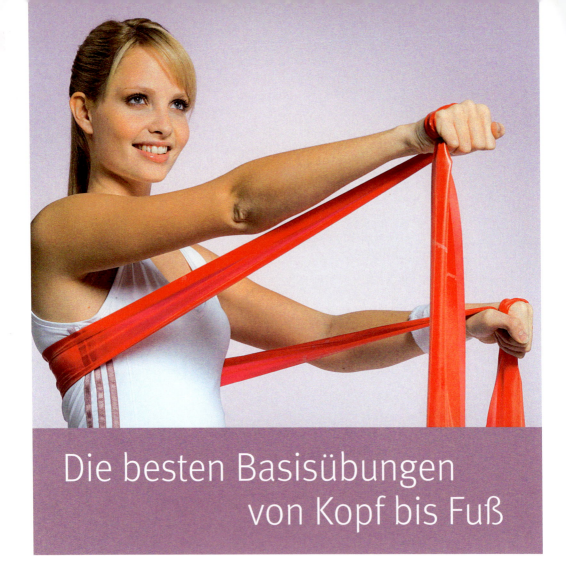

Die besten Basisübungen von Kopf bis Fuß

Hier finden Sie die wirkungsvollsten Übungen, mit denen Sie alle Muskelgruppen in Form bringen. Immer mit der Möglichkeit, einzelne Übungen auszutauschen und zu variieren, um Ihr ganz persönliches Trainingsprogramm zusammenzustellen. Mit einem gründlichen Warm-up bereiten Sie sich körperlich und mental auf das bevorstehende Workout vor, beim Cool-down kommen Sie anschließend wieder runter. So fühlen Sie sich nach dem Training wohlig durchwärmt, entspannt und locker.

Warm-up-Moves

Mit Kaltstart trainieren auch Profis nicht. Wenn Sie Ihre Muskeln auf die kommenden Belastungen vorbereiten, steigt die Körperkerntemperatur auf ideale 38,5 Grad, Blut und Gewebeflüssigkeit werden dünnflüssiger, sämtliche Stoffwechselprozesse laufen schneller ab, die physische und psychische Leistungsbereitschaft steigt. Sie laden sich mit Energie zum Durchstarten auf.

Das Warm-up sollte zwischen fünf und zwölf Minuten dauern – je älter Sie sind, desto länger sollten Sie sich dafür Zeit nehmen. Besonders Knorpel und Bänder brauchen diese Zeit.

Musik macht Lust auf Bewegung: Legen Sie Ihre aktuelle Lieblings-CD ein und tanzen Sie sich fit: Hüftkreisen und -schwingen, kleine und große Sprünge, den Oberkörper nach rechts und links drehen. Ideal zum Aufwärmen sind auch Seilspringen, Marschieren auf der Stelle, Treppenlaufen oder Tanzen.

Optimal vorbereitet sind Sie, wenn Sie Ihre Muskulatur auch während des Trainings vor jeder Übung gezielt ohne Widerstand oder mit einem gelben Thera-Band spezifisch aufwärmen, um sich mit dem korrekten Bewegungsablauf vertraut zu machen.

Cool-down: kontrolliert herunterschalten

Ziehen Sie nach dem Training nicht sofort den Stecker – gönnen Sie sich zuerst einen Ausklang für Ihren Körper. Atmen Sie mehrmals richtig durch und bleiben Sie weiter in Bewegung, etwa indem Sie eine Runde walken – geht auch in der Wohnung!

Die Atmung, die Ihnen innere Ruhe und Wohlbefinden bringt, ist die Bauchatmung. Die findet beinahe automatisch statt, wenn Sie durch die Nase atmen. Die Vorteile der Bauchatmung: Sie entspannen sich, Ihr Körper und Ihr Geist werden ruhiger.

Beachten Sie beim Atmen immer den natürlichen Rhythmus. Er besteht aus einem Dreiertakt: Einatmen – Ausatmen – Atempause. Menschen, die unter Stress stehen, vergessen oft den dritten Takt, die Atempause. Ergebnis: Verspannungen, die den Stress erhöhen. Durch bewusstes Einhalten der Atempause kehrt die Kraft schneller zurück. In diesem Zustand fällt es Ihnen wieder leicht, Ruhe zu bewahren und Ihre Vorsätze einzuhalten.

TIPP

Frischekick: Trainieren Sie wann immer möglich bei geöffnetem Fenster! Um in Schwung zu kommen, braucht Ihr Körper reichlich Sauerstoff.

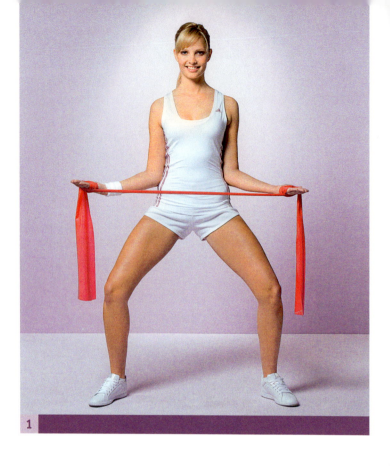

1

Energy-Move

Bringt Beine und Po in Form, kräftigt außerdem die Schultern und richtet den Oberkörper auf.

> Stehen Sie in Grätschstellung, die Knie zeigen in Richtung Fußspitzen und sind leicht gebeugt. Der Oberkörper ist aufgerichtet und leicht nach vorn geneigt. Ziehen Sie Ihre Schultern nach außen und unten, sodass sich der Brustkorb aufrichtet.

> Halten Sie die Ellbogen am Körper und nehmen Sie das Thera-Band in Vorspannung zwischen Ihre leicht angewinkelten Arme. Die Unterarme sind parallel zum Boden, die Handflächen zeigen nach oben, die Finger sind gespreizt.

1 > Jetzt gleichzeitig die Knie beugen und die Arme so weit wie möglich nach außen drehen. Die Beine wieder strecken und die Arme zurück in die Ausgangsposition führen.

Core-Cardio

Trainiert die Muskulatur am Bauch und an den Beinen und schult die Koordination.

TIPP
Die Bewegungen gehen fließend ineinander über, so als hätte die Bewegung kein Anfang und kein Ende.

> › Stellen Sie sich aufrecht hin, Ihre Füße sind in schulterbreitem Abstand. Halten Sie die Hände mit verschränkten Fingern hinter den Ohren, Ihre Ellbogen zeigen nach außen.

2 › Gehen Sie jetzt in eine Kniebeuge, bis Ihre Oberschenkel fast parallel zum Boden sind. Der Oberkörper ist dabei aufgerichtet und leicht vorgebeugt.

3 › Spannen Sie Ihre Bauchmuskeln an. Nun drücken Sie sich mit dem rechten Bein nach oben ab, heben dabei das linke Knie und führen den rechten Ellbogen zum Knie hin. Ziehen Sie Ihre rechte Schulter in Richtung der linken Hüfte, sodass rechter Ellbogen und linkes Knie sich berühren.

> › Kehren Sie wieder in die Kniebeuge zurück und führen Sie die Bewegung nun zur anderen Seite aus.

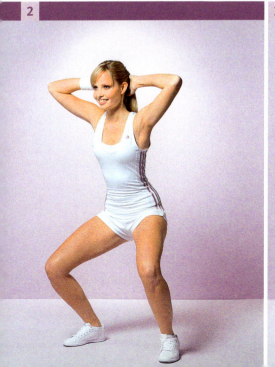

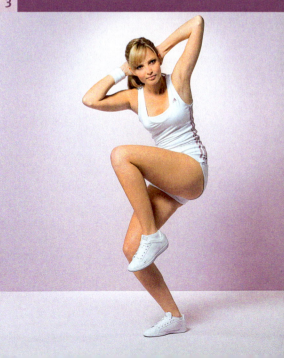

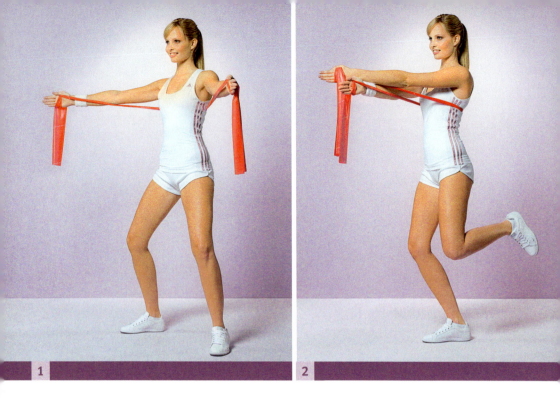

TIPP

Das Knie des Standbeins ist immer locker, wird also nicht ganz durchgestreckt. Der Fußballen ist möglichst entspannt.

Cardio-Move

Kräftigt Oberkörper und Beine, schult die Koordination.

› Legen Sie das Thera-Band unter Ihre Schulterblätter und wickeln Sie es um die Hände. Marschieren Sie zunächst flott auf der Stelle, ziehen Sie die Knie dabei ordentlich hoch. Bewegen Sie Ihre Arme dazu in Schulterhöhe nach vorn.

› Kombinieren Sie die Bewegung von Armen und Beinen so, wie Sie möchten. Belasten Sie immer den ganzen Fuß, indem Sie ihn von der Ferse bis zum Ballen abrollen.

1 › Jetzt gehen Sie mit beiden Beinen mehr als schulterbreit auseinander.

2 › Im Wechsel verlagern Sie Ihr Gewicht dabei auf ein Bein, das andere bewegen Sie zum Po, indem Sie den Unterschenkel etwa waagerecht anheben. das Bein wieder aufsetzen, das Gewicht auf die andere Seite verlagern und den anderen Unterschenkel anheben. Die Arme dabei im Rhythmus abwechselnd zur Seite nehmen und vor dem Körper kreuzen.

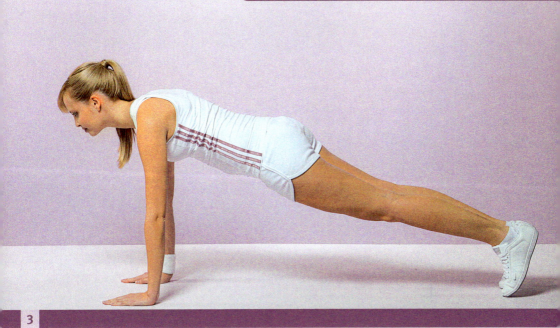

3

Liegestütz-Kombi

Stellt hohe Ansprüche an Ihre Leistungsfähigkeit. Dabei wird das Herz-Kreislauf-System, die gesamte Bein- und Pomuskulatur sowie Ihre Schnellkraft extrem gefordert.

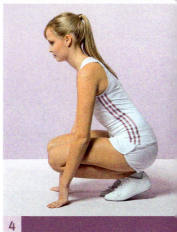

4

3 › Setzen Sie die Hände schulterbreit auf den Boden auf. Die Finger zeigen nach vorn, der Bauch ist fest angespannt, Ihr Rücken stabilisiert. Halten Sie die Bauch- und Pomuskulatur stets angespannt. Bringen Sie die Beine gestreckt nach hinten, sodass der Körper eine gerade Linie bildet.

4 › Jetzt mit beiden Beinen nach vorn springen und dabei die Knie zur Brust ziehen. Die Arme bleiben gestreckt.

› Fortgeschrittene powern von hier aus weiter und verlieren für einen kurzen Moment die Bodenhaftung, indem sie einen Strecksprung anschließen.

› Auf den Zehenspitzen landen, die Füße abrollen, die Knie beugen und sofort in die Ausgangsposition zurückspringen.

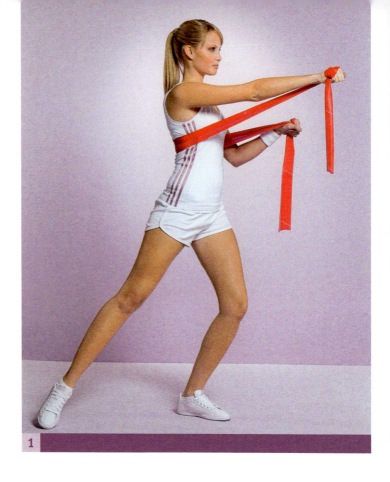

1

Side to Side

Ein schöner Mix aus Aerobicelementen und Muskeltraining, der Kalorien verheizt und Ihre Beine formt.

TIPP

Ihr Blick geht bei dieser Übung immer geradeaus, damit Ihr Oberkörper aufrecht bleibt. Ziehen Sie Ihr Steißbein nach unten und den Scheitelpunkt Ihres Kopfes nach oben.

> Stellen Sie sich aufrecht hin, die Beine sind mehr als schulterbreit auseinander. Das Thera-Band ist um Ihre Hände gewickelt und liegt an Ihrem Rücken unterhalb der Schulterblätter an.

1 > Nun verlagern Sie Ihr Körpergewicht zur Seite auf das linke Bein, dabei tippen Sie mit der Fußspitze des unbelasteten Beins auf den Boden. Gleichzeitig führen Sie den rechten Arm zur linken Seite. Halten Sie Ihren Oberkörper während der Übung immer aufrecht.

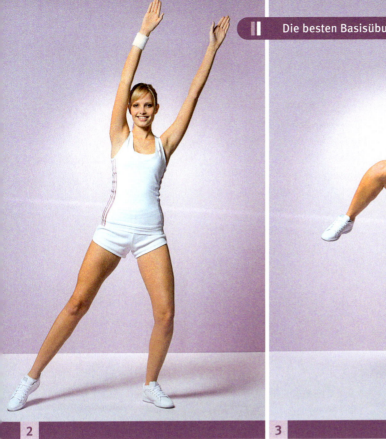

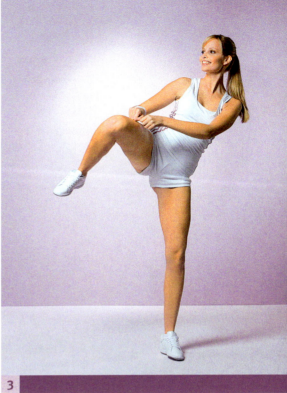

2

3

Knee-Raise

> Stellen Sie sich schulterbreit mit geradem Rücken hin. Das rechte Bein durchstrecken und das Gewicht nach links verlagern, bis nur noch die rechte Fußspitze den Boden berührt.

2 > Heben Sie die Arme schulterbreit gestreckt nach oben. Blick nach vorn richten, Spannung im Beckenboden und Bauch erhöhen, Rücken aktivieren und das linke Knie leicht beugen.

3 > Mit der Ausatmung das rechte Knie bis auf Brusthöhe an den Körper heranziehen und die Hüfte leicht nach rechts kippen. Dabei den Oberkörper leicht nach rechts drehen und die Arme beugen. Die Fäuste ballen und zum Knie heranziehen.

> In die Position 2 zurückkehren. 1 bis 2 Minuten durchpowern, dann Seitenwechsel.

TIPP
Drehen Sie den Oberkörper bei der Übung ganz bewusst zur Seite und folgen Sie der Bewegung mit Ihrem Blick.

Flacher Bauch – starke Mitte

Flach, straff und muskulös: Die Körpermitte ist heute zum Grad-
messer unserer Fitness geworden. Kein Wunder, denn sie ist das
deutlichste Zeichen für eine sportliche Topform. Anlass genug,
sich um die eigene Gürtellinie zu kümmern! Mit den folgenden
Übungen legen Sie sich ein Muskelkorsett zu, das Ihnen Stabilität
und Kraft aus der Mitte schenkt.

Das Kraftzentrum des Körpers

Ein durchtrainierter Oberkörper sieht gut aus, keine Frage. Noch
wichtiger als die gute Optik ist aber die den ganzen Körper stabi-
lisierende Funktion der Rumpfmuskulatur. Gemeinsam mit den
Bauchmuskeln bilden die Rückenmuskeln das Kraftzentrum unseres Körpers – alle Kräfte des Oberkörpers oder der Beine werden durch die Muskulatur der Mitte übertragen.

Die Muskelgruppe des Bauches reicht vom unteren Brustkorb bis
zum oberen Beckenrand sowie von den Körperseiten bis zur Lendenwirbelsäule! Konkret setzt sie sich aus vier Bauchmuskelgrup-
pen zusammen: dem geraden Bauchmuskel, dem äußeren schrägen Bauchmuskel sowie dem inneren schrägen und dem queren
Bauchmuskel. Zwar können die einzelnen Muskeln nicht wirklich
isoliert trainiert werden, unterschiedliche Positionen und Winkel
bei den ausgewählten Übungen sorgen aber
dafür, dass Sie auch hier jeden Bereich gezielt
bearbeiten können.

Gestalten Sie Ihr Training abwechslungsreich!
Lassen Sie sich ruhig von einer schönen Optik
als Trainingsziel motivieren, aber denken Sie
auch daran, dass es dabei um mehr geht: Um
die Stabilität Ihres Körpers zu fördern, ist es
wichtig, die gesamte Rumpfmuskulatur aus-
giebig zu trainieren. So können Sie in jeder Situation – auch in kraftvoller und schneller Bewegung – Ihre Balance bewahren. Sie selbst
sind dann Ihre beste Stütze, und das sowohl
körperlich als auch mental.

TIPP: Die Intensität variieren

Nahezu jede Übung für die Bauchmuskulatur
kann durch kleine Veränderungen der Körperhaltung gesteigert werden. Mit den Armen
können Sie die Intensität besonders bequem
steuern: Einsteiger führen die Crunches mit
geraden, neben dem Körper ausgestreckten
Armen aus. Anstrengender wird's mit den
Händen an den Schläfen. Immer noch kein
Problem? Dann nehmen Sie mal die Arme
gestreckt hinter den Kopf!

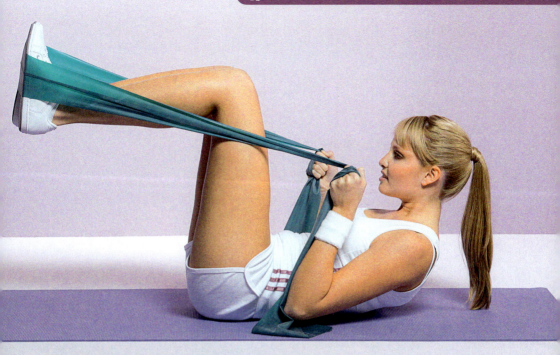

1

Basic Crunch

Dieser Klassiker beschäftigt und kräftigt vor allem die geraden Anteile der Bauchmuskulatur.

> › Aus der Rückenlage die Beine mit einem 90-Grad-Winkel zwischen Unter- und Oberschenkel anheben. Das Band breitflächig um die Fußballen führen und beide Enden mit gestreckten Armen greifen. Je höher die Spannung des Bandes, desto leichter wird die Übung.

1 > › Mit Unterstützung des Bandes den Oberkörper langsam aufrollen, bis die Schulterblätter keinen Kontakt mehr zum Boden haben. Gleichzeitig die Arme im Ellbogengelenk beugen – also einen Bizeps-Curl (siehe Seite 78) ausführen.

> › Den Oberkörper wieder abrollen, ohne die Muskulatur vollständig zu entspannen.

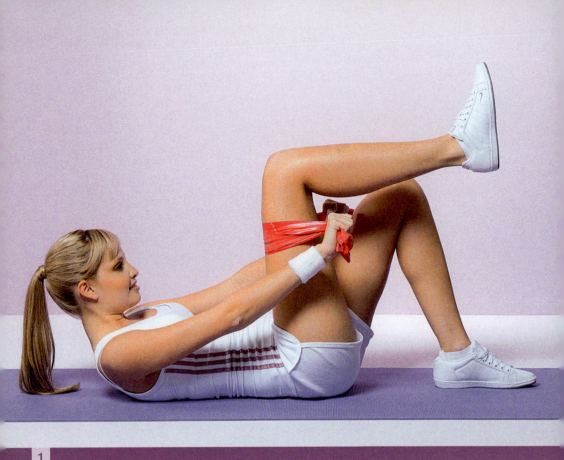

1

Band-Crunch

Fordert die gerade Bauchmuskulatur, stabilisiert den Rumpf und beugt Rückenproblemen vor.

1 › Sie liegen auf dem Rücken, das linke Bein ist am Boden aufgestellt, das rechte um 90 Grad angewinkelt und angehoben. Halten Sie das Band unter Spannung zwischen den nach vorn ausgestreckten Händen und legen Sie es über den Oberschenkel des rechten Beins.

› Nun den Oberkörper anheben, indem Sie die gestreckten Arme langsam gegen den Widerstand des Bandes gerade nach vorn schieben. Die Kraft kommt dabei aus dem Bauch, nicht aus den Schultern!

TIPP

Steigern Sie die Intensität der Übung, indem Sie beide Beine angewinkelt anheben und sich mit dem Aufrichten abwechselnd nach rechts und links neigen, ohne dabei den Oberkörper abzusenken.

Schräger Crunch

Strafft die schrägen Bauchmuskeln und den unteren Anteil der geraden Bauchmuskeln.

> › In der Rückenlage liegt das rechte Bein über dem angewinkelten linken Bein. Das Band unterhalb der Schulterblätter entlangführen.

> › Den rechten Arm legen Sie etwas unterhalb der Schulter seitlich so ab, dass der Handrücken zum Boden zeigt. Der linke Arm ist nach oben ausgestreckt.

2 › Jetzt den linken Arm nach rechts oben führen. Oberkörper und Schulterblätter lösen sich dabei von der Matte.

> › Mit dem Einatmen zurück in Rückenlage kommen, ohne jedoch die linke Schulter ganz am Boden abzulegen.

> › Nach jedem Satz legen Sie kurz den Kopf am Boden ab und wechseln dann die Seite.

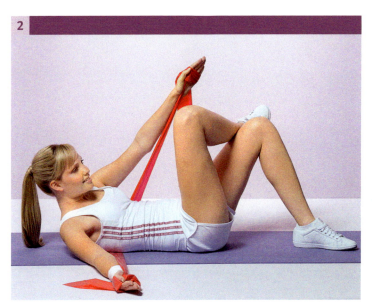

TIPP
Um die Intensität des Crunches zu erhöhen, halten Sie die Endposition etwa 2 Sekunden lang.

Seitenzug

Kräftigt die schrägen Bauchmuskeln und die Brustmuskulatur.

1 › Befestigen Sie das Band wenige Zentimeter über dem Boden
und legen Sie sich mit dem Kopf zum Band auf den Rücken.
Stellen Sie die Unterschenkel auf und legen Sie dabei den
rechten Fuß über das linke Knie. Mit fast gestreckten Armen
halten Sie beide Bandenden in Kniehöhe außen neben dem
rechten Bein.

› Jetzt ziehen Sie mit dem Ausatmen das Band schräg nach vorn
am rechten Knie vorbei. Gleichzeitig den Kopf und die Schultern vom Boden lösen. Atmen Sie während der Kontraktion
ganz bewusst aus, die Übung ist dann wirkungsvoller.

› Nun führen Sie das Band langsam wieder zurück, Ihre Bauchmuskeln bleiben dabei angespannt.

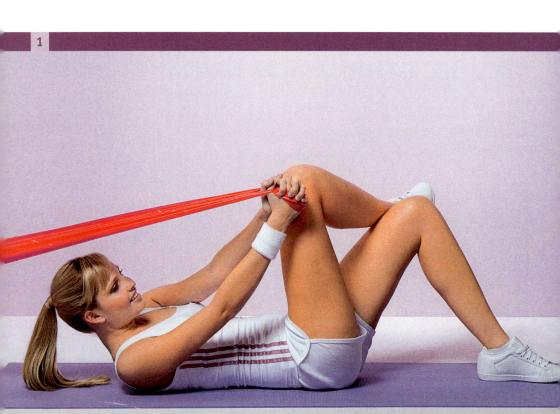

1

Russian Twist

Hier fordern Sie die schrägen Anteile der Bauchmuskulatur und lernen Ihren Rücken zu stabilisieren.

> ❯ Sie sitzen aufrecht mit schulterbreit geöffneten Beinen, die Knie sind leicht angewinkelt. Schlingen Sie das Band um beide Füße und halten es mit beiden Händen in Brusthöhe vor dem Körper. Die Arme sind etwas gebeugt. In dieser Stellung hat das Band bereits eine leichte Spannung.

2 ❯ Drehen Sie nun den Körper aufrecht zur Seite und lassen Sie Ihren Blick mit der Bewegung mitwandern. Achten Sie darauf, dass Sie die Position der Arme halten. Drehen Sie anschließend den Oberkörper langsam zur entgegengesetzten Seite.

> ❯ Tipp für Fortgeschrittene: Je weiter Sie die Arme beugen oder die Beine auseinanderstellen, desto größer wird der Widerstand durch das Band.

WICHTIG

Die Bewegung erfolgt beim Twisten ausschließlich durch die Rumpfmuskulatur – nicht aus den Schultern oder Armen! So trainiert diese Übung zusätzlich Ihre gesamte Schultermuskulatur.

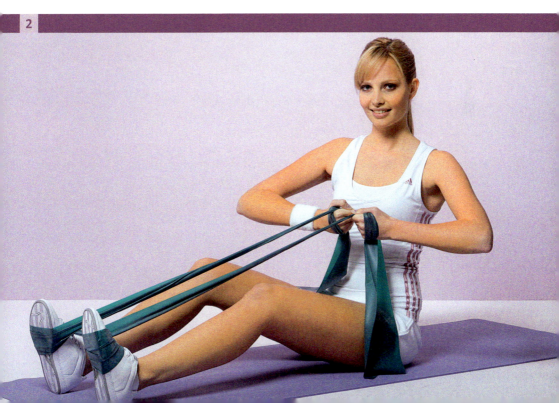

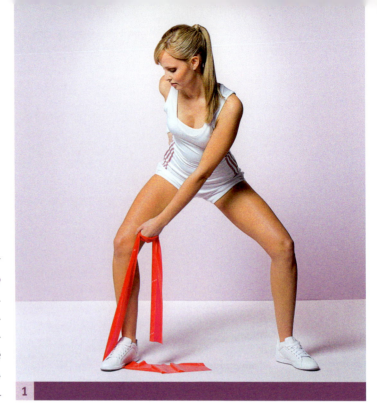

1

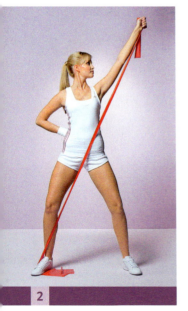

2

Rotation

Stärkt die seitlichen Bauchmuskeln und die Arme.

1 › In der Grätsche fixieren Sie das Bandende mit dem rechten Fuß und umfassen es auf Kniehöhe mit der linken Hand. Drücken Sie mit der rechten Hand gegen die rechte Gesäßhälfte. Ihre Beine sind leicht gebeugt, Knie und Zehenspitzen zeigen nach außen. Das Band ist in der Ausgangsposition leicht gestrafft.

2 › Ziehen Sie jetzt das Band vom Fuß weg zur anderen Seite über die linke Schulter. Schauen Sie während der Übungsausführung Ihren Händen nach. Gleichzeitig strecken Sie die Beine, die Knie bleiben jedoch stets ein wenig angewinkelt. Die Arme sind gestreckt. In der Endposition ist Ihr ganzer Körper gestreckt.

› Die Beine wieder beugen, den Arm zurückführen. Kommen Sie bei dieser komplexen Bewegung besonders langsam und kontrolliert zurück in die Ausgangsposition. Das Band sollte dabei stets gespannt bleiben.

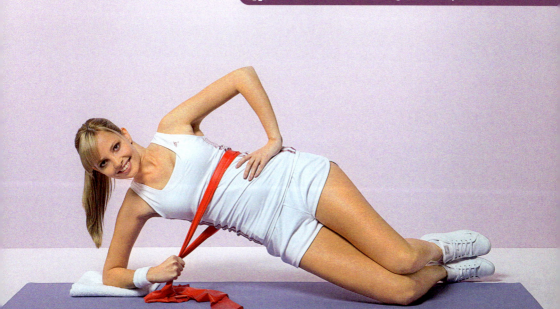

3

Seitstütz

Die Topübung für eine schlanke Taille und einen starken Rücken.

> › Winkeln Sie in Seitenlage die Beine um 90 Grad an.

> › Stützen Sie sich auf dem Unterarm ab und führen das Band einmal um die Mitte der Taille. Die Enden des Bandes fixieren Sie mit der Hand des Stützarmes.

> › Mit dem freien Arm stützen Sie sich seitlich am Körper ab.

> › Mit dem Ausatmen das Becken anheben, bis der ganze Körper eine Linie bildet.

3 › Aus dieser Position das Becken so weit wie möglich nach oben heben und wieder senken. Der Kopf bleibt stets in der Verlängerung der Wirbelsäule. Po und Bauch sind angespannt.

> › Mit dem Einatmen senken Sie das Becken wieder, legen es jedoch nicht ganz ab.

TIPP

In einer »verschärften« Variante strecken Sie in der Seitlage die Beine ganz aus. Die Füße liegen dabei übereinander oder sind so versetzt, dass beide am Boden aufliegen.

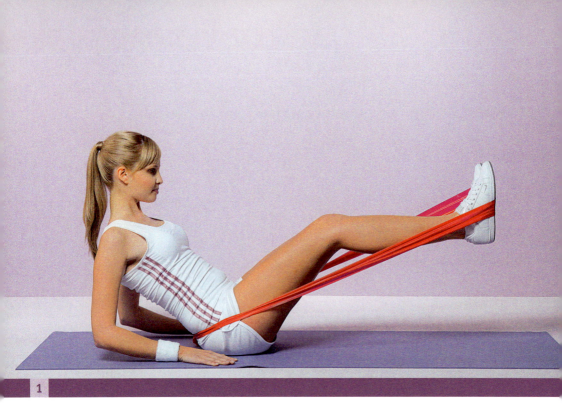

1

Front-Move

TIPP

Vermeiden Sie es, bei dieser anspruchsvollen Übung
in ein Hohlkreuz zu fallen:
Spannen Sie den Bauch
stets bewusst an und zie-
hen Sie den Bauchnabel
nach innen.

Trainiert die untere Bauchmuskulatur und fordert die tiefer liegenden Muskelschichten.

> › Verknoten Sie das Band mit den Enden zu einer Schlinge und setzen Sie sich mit aufgerichtetem Rücken und aufgestellten Beinen auf den Boden.

> › Legen Sie die Schlinge um den unteren Rücken und die Mitte Ihrer Fußsohlen. Mit den Händen stützen Sie sich hinter dem Rücken ab. Ihre Ellbogen zeigen dabei nach hinten, die Fingerspitzen nach vorn.

1 › Jetzt beugen Sie die Ellbogen, senken Ihren Oberkörper mit angehobenem Brustbein gerade nach hinten und strecken gleichzeitig die Beine nach vorn aus.

> › Ziehen Sie die Beine kontrolliert wieder an und richten Sie den Oberkörper auf.

TIPP

Konzentrieren Sie sich bei der Übung auf die untere Partie Ihrer Bauchmuskeln: Durch deren Kontraktion wird der untere Rücken etwas eingerollt. Einige Zentimeter reichen aus, um effektiv zu trainieren.

Reverse Curls

Diese Curls stärken die unteren Anteile und tiefen Schichten der Bauchmuskulatur.

› Legen Sie sich auf den Rücken und strecken Sie Ihre Beine gerade nach oben. Legen Sie das Thera-Band flächig um die Mitte Ihrer Fußsohlen und fassen Sie es hinter Ihren Beinen über Kreuz. Fixieren Sie die Bandenden mit beiden Händen neben dem Körper.

2 › Heben Sie nun langsam und ohne Schwung das Gesäß gegen den Widerstand des Bandes vom Boden ab. Versuchen Sie dabei, den Bauch wie eine Ziehharmonika zusammenzuziehen und Ihre Knie in Richtung Brust zu bewegen – der Bewegungsumfang ist hier nicht entscheidend.

› Danach langsam wieder absenken. Bevor Ihr Gesäß den Boden berührt, heben Sie es erneut an.

Für ein schönes Dekolleté

Der Busen besteht aus Bindegewebe, Fett und Milchdrüsen – Muskeln sind im Gewebe der Brust nicht enthalten. Trainiert werden kann aber die darunterliegende Brustmuskulatur, die Schulter- und obere Rückenmuskulatur.

Dadurch erhält der Oberkörper mehr Spannkraft, und der Busen wird automatisch ,angehoben – ein natürlicher Push-up-Effekt! Die umliegende Muskulatur dient als »Halteband« zwischen Hals, Schulteranfang und Brust. Schenken Sie Ihrem Busen regelmäßig eine Trainingseinheit – er wird dadurch nicht größer, aber auf jeden Fall straffer und noch schöner.

Chestpress

Mit dieser Übung trainieren Sie die Haltekraft der Muskeln von Schultern, Brust und Rücken, welche den Busen anheben.

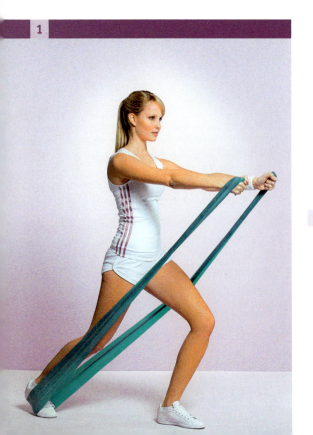

› Gehen Sie in einen weiten Ausfallschritt. Das Thera-Band ist um die Fußmitte des zurückgestellten Beins gelegt.

› Wickeln Sie das Band so, dass es bereits in dieser Position unter Spannung steht. Halten Sie die Bandenden etwas tiefer als schulterhoch neben der Brust, die Ellbogen zeigen nach außen. Spannen Sie Ihre Bauch- und Brustmuskulatur bewusst an.

1 › Führen Sie jetzt beide Arme nach vorn, bis sie fast gestreckt sind. Halten Sie die Handgelenke dabei stets gerade und ziehen Sie die Schultern nach unten und zusammen, damit Ihr Rücken gerade bleibt. Nach jedem Satz wechseln Sie die Seite.

› Kommen Sie langsam wieder zurück in die Startposition.

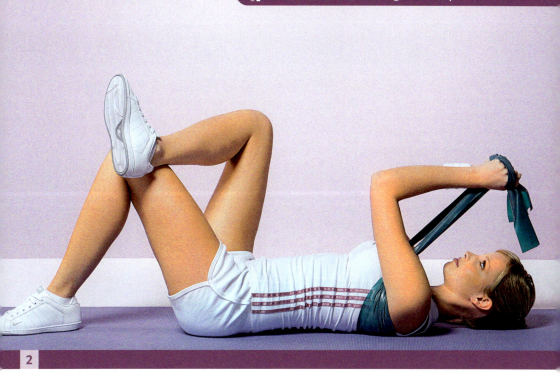

2

Butterfly

Hier werden der kleine Brustmuskel und sein Partner, der große Brust-muskel, gefordert. Beide bilden ein schützendes »Körbchen« und stüt-zen die Brust von innen.

> › In Rückenlage stellen Sie die Beine auf, legen den rechten Fuß über das linke Knie und fixieren das Band unter den Schulter-blättern auf dem Boden. Wickeln Sie jeweils ein Bandende um die Hände und legen Sie die Oberarme seitlich auf Schulterhö-he neben dem Körper ab. Dazu die Unterarme in einen rechten Winkel bringen.

2   › Jetzt führen Sie die angewinkelten Arme vor dem Körper zu-sammen. Die Ellbogen berühren sich in der Endposition.

> › Öffnen Sie die Arme wieder, ohne die Spannung im Band auf-zugeben. Nach jedem Satz Seitenwechsel.

TIPP

Sie können die Übung auch wechselseitig jeweils mit einem Arm ausführen. Ver-ändern Sie dabei aber nicht den Winkel der Arme.

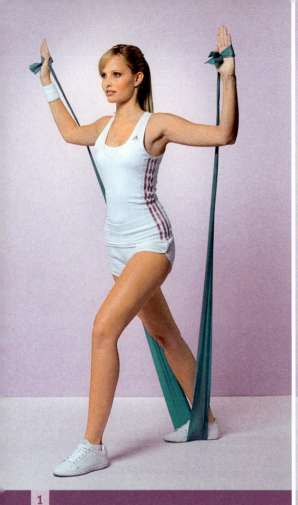

1

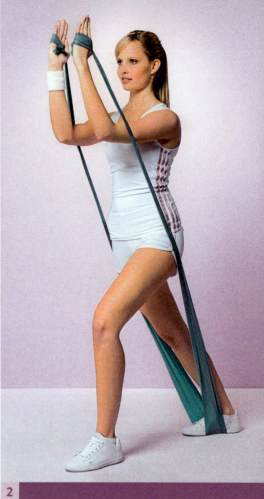

2

Stehender Butterfly

TIPP

Führen Sie die Bewegungen stets ohne Schwung aus. Als Grundregel gilt: Sie sollten an jedem Punkt der Bewegung das Gewicht auf ein Signal hin ohne Verzögerung abstoppen können.

› Stehen Sie aufrecht in einem leichten Ausfallschritt. Das hintere Bein ist gestreckt und das vordere gebeugt. Mit dem hinteren Fuß fixieren Sie die Mitte des Bandes am Boden. Die Enden sind fest um die Hände geschlungen.

1 › Jetzt die Arme auf Schulterhöhe anheben und die Ellbogen in dieser Position zu einem rechten Winkel beugen. Die Oberarme sind parallel zum Boden und die Unterarme zeigen senkrecht nach oben. Das Band verläuft an den Außenseiten der Arme entlang zu den Händen.

2 › Führen Sie die Arme in einer Halbkreisbewegung kraftvoll vor dem Oberkörper zusammen. Die Oberarme dabei stets waagerecht halten und die Unterarme während des gesamten Bewegungsablaufs angewinkelt lassen. Spannen Sie die Brustmuskulatur noch einmal ganz bewusst an, wenn sich die Unterarme vor der Körpermitte berühren.

Lift-up

Mit dieser Übung trainieren Sie Ihre Brustmuskeln, und nebenbei gewinnen Ihre Schultern an Kraft, die Sie in Zukunft wirksam vor Verspannungen schützen wird.

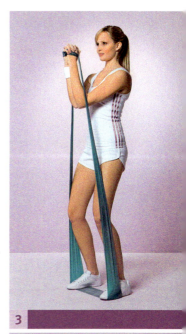

3 › Stellen Sie sich aufrecht hin, Ihre Beine sind schulterweit gegrätscht. Nehmen Sie die Enden des Bandes fest in die ineinanderverschränkten Hände. Unterarme und Oberarme sind im rechten Winkel zueinander. Drücken Sie die Unterarme vor dem Köper maximal aneinander.

4 › Führen Sie jetzt die Arme in dieser Stellung so weit wie möglich nach oben. Am höchsten Punkt der Bewegung pressen Sie die Unterarme noch einmal bewusst zusammen. Die Spannung halten, dann langsam lösen.

   › Ihr Bauch bleibt dabei angespannt, der Rücken gerade, und die Schultern sind unten. Atmen Sie regelmäßig weiter.

   › Atmen Sie ein und senken Sie dabei langsam die Arme wieder. Spannung erneuern und das Ganze wiederholen. Die Unterarme halten immer Kontakt zueinander.

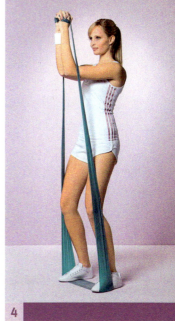

WICHTIG: AUSGEWOGENES TRAINING

Bei vielen Menschen ist der Schulterbereich nach vorn eingefallen. Es ist entscheidend, nicht nur die Brustmuskeln, sondern auch den oberen Rücken zu trainieren, damit es nicht zu einer solchen Beugehaltung kommt. Optimal ist ein Trainingsverhältnis von 1 (Brust) zu 2 (oberer Rücken).

WICHTIG

Bei allen Übungen, welche die Brustmuskulatur stärken, gilt: Der Oberkörper muss gerade sein, damit der Rücken entlastet wird. Spannen Sie also Bauch und Po fest an. Wenn Ihnen am Anfang die Kraft für bestimmte Übungen noch fehlt, ersetzen Sie sie durch andere, statt sie »unsauber« auszuführen.

Brust-Shaper

Bei diesem Move werden Brust- und Schultermuskeln in Balance trainiert, um Ihren Oberkörper richtig in Szene zu setzen.

> › Fixieren Sie das Band im hüftbreiten Stand mit den Füßen. Wickeln Sie die Bandenden um die Hände, halten Sie die leicht angewinkelten Arme seitlich vom Körper auf Hüfthöhe.

1 › Jetzt führen Sie die Arme in einer Halbkreisbewegung schräg nach vorn – wie bei einer Umarmung –, bis sich die Hände in Höhe der Schultern berühren. Setzen Sie dabei die Schulterblätter nach hinten unten und halten Sie den Oberkörper gerade – das Brustbein bewusst anheben.

> › Während der gesamten Bewegung verändert sich der leichte Winkel in den Ellbogengelenken nicht, und die Handflächen zeigen nach innen zum Körper.

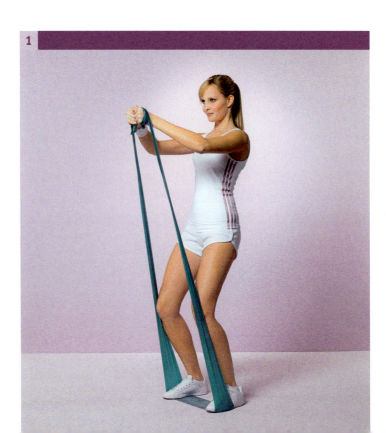
1

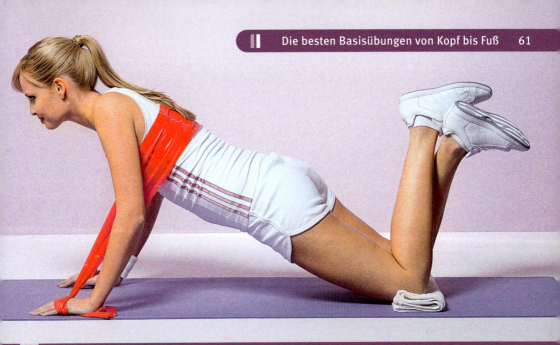

2

Easy Push-ups

Liegestütze sind nicht umsonst ein Klassiker: Sie beanspruchen die Muskeln von Brust, Schultern und Armen. Außerdem wird die Rumpfmuskulatur gefordert, die den Körper stabilisiert.

> › Lösen Sie in der Bauchlage die Füße und Unterschenkel vom Boden und winkeln Sie die Beine an. Wenn Sie möchten, können Sie ein gefaltetes Handtuch unter Ihre Knie legen. Überkreuzen Sie die Sprunggelenke, und ziehen Sie die Fersen etwas zum Po. Das Band über den Rücken führen und ein paarmal um die Hände wickeln, damit es kürzer wird und gespannt bleibt.

2 > › Drücken Sie sich aus dieser Position in einer fließenden Bewegung mit den Armen nach oben, die Hände befinden sich dabei mehr als schulterbreit auseinander in Brusthöhe, die Ellbogen zeigen nach außen. Falls das Band zwischendurch die Spannung verliert, verkürzen Sie es.

> › Jetzt die Arme wieder langsam beugen, bis Ihr Oberkörper fast den Boden berührt. Kein Hohlkreuz machen: Halten Sie bewusst die Gesäß- und Bauchmuskulatur angespannt.

TIPP

Deutlich schwerer wird es, wenn Sie zunächst ein, später beide Knie vom Boden lösen und die Übung mit gestreckten Beinen ausführen. Und je weiter Sie die Hände nach außen aufstellen, desto mehr trainieren Sie Ihre Brustmuskulatur.

Starker Rücken

Wer aufrecht durchs Leben gehen möchte, braucht ein starkes Rückgrat – nicht nur im übertragenen Sinn.

Die Wirbelsäule ist das Aktivitätszentrum unseres Körpers. Keine Körperregung lässt sie kalt. Sie folgt jeder Bewegung, spannt sich an, wenn's dramatisch wird, und entspannt sich, wenn wir relaxen. Gezielt trainierte Muskeln und maximale Beweglichkeit sind Garanten für einen fitten Rücken. Die folgenden Übungen konzentrieren sich auf die kraftvollen Skelettmuskeln, die Ihre Wirbelsäule schützen, stützen und tragen. Zusätzlich werden die Brustmuskeln gedehnt und der obere Rücken weiter entlastet.

Rückenpower

Diese Übung widmet sich vor allem der oberen Rückenpartie und dem großen Rückenmuskel, dem Latissimus.

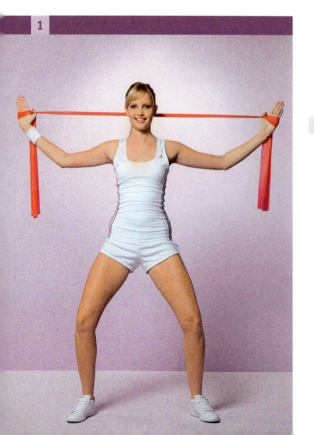

1

› Wickeln Sie das Thera-Band um beide Hände. Stellen Sie sich mit hüftbreit geöffneten Beinen aufrecht hin und strecken Sie Ihre Arme nach oben aus. Halten Sie das Band mit leicht gebeugten Ellbogen über den Kopf.

1 › Ziehen Sie nun das Band nach beiden Seiten auseinander und in den Nacken. Die Ellbogen bewegen sich dabei hinter den Körper und die Schulterblätter aufeinander zu. Nehmen Sie bewusst die Spannung im oberen Rücken wahr.

› Strecken Sie die Arme wieder langsam nach oben aus, ohne die Spannung ganz aufzulösen. Die Ellbogen bleiben gebeugt und Ihr Kopf aufrecht.

› Fortgeschrittene führen die Übung wechselseitig mit einem Arm aus. Der andere Arm hält das Band gespannt dagegen.

Rückenstark

Diese Übung verwendet für ein Grundmuster unterschiedliche Zugwinkel und Armhaltungen. Gekräftigt wird die gesamte Rückenmuskulatur.

› Stellen Sie sich aufrecht hin und neigen Sie den aufgerichteten Oberkörper leicht nach vorn. Ziehen Sie nun das mit Türanker (siehe Seite 37) befestigte Thera-Band aus den entsprechenden Richtungen zu sich heran. Bei allen Varianten sollten Sie die Schulterblätter nach hinten unten bewegen und fixieren.

2 › Zug diagonal: Das Band ist etwa auf Brusthöhe fixiert. Führen Sie am Punkt der größten Spannung zusätzlich 3 bis 5 Minibewegungen aus.

3 › Zug von unten mit gestreckten Armen: Befestigen Sie das Band etwa in Höhe der Fußgelenke.

4 › Zug von oben: Das Band ist etwa in Kopfhöhe fixiert. Den stabilisierenden Effekt dieser Übungen werden Sie schnell merken. Ihr Oberkörper wird straffer, Ihre Haltung aufrechter.

TIPP

Je nach Fixierpunkt (höher/tiefer) ändert sich der Bereich, in dem die Muskeln am stärksten beansprucht werden.

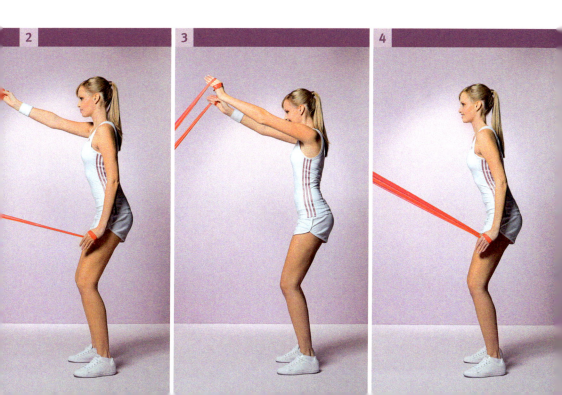

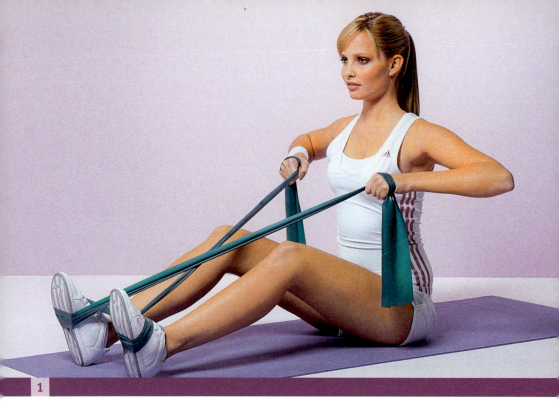

Rudern im Sitzen

Kräftigt den Rücken, ganz besonders den Bereich der Hals- und Brustwirbelsäule.

> Setzen Sie sich auf den Boden. Ihre Beine sind hüftbreit geöffnet, die Knie leicht gebeugt. Legen Sie die Mitte des Bandes um die Fußmitten, dann kreuzen Sie es vor dem Körper. Richten Sie Ihren Oberkörper auf und heben Sie Ihr Brustbein an. Halten Sie die Ellbogen auf Brusthöhe, die Schultern sind dabei nach unten gezogen, Ihre Handrücken zeigen zur Decke.

1 > Ziehen Sie jetzt die Ellbogen so weit wie möglich nach hinten. Die Schulterblätter dabei bewusst zusammenziehen. Kurz die Spannung halten, dann langsam wieder zurück in die Ausgangsposition kommen.

> Sie können die Übung leicht variieren, indem Sie den rechten und den linken Arm im Wechsel anziehen.

Rückentwist

Stärkt den oberen Rücken und mobilisiert die Wirbelsäule.

> › Stellen Sie die Füße etwas mehr als hüftbreit auseinander, die Knie beugen. Der Kopf ist gerade in Verlängerung der Wirbelsäule. Nehmen Sie das Band im schulterweiten Griff doppelt und strecken Sie die Arme nach oben aus. Ziehen Sie die Schulterblätter nach hinten unten. Spannen Sie den Bauch an und ziehen Sie den Bauchnabel nach innen.

2 › Mit geradem Rücken den Oberkörper aus den Hüften heraus etwas nach vorn beugen. Dabei bleibt Ihr Nacken lang und der Kopf in Verlängerung der Wirbelsäule. Das Gewicht ruht hauptsächlich auf den Fersen.

3 › Halten Sie die Hüfte stabil, während Sie den Oberkörper aus der Taille heraus langsam nach rechts drehen, bis Sie unter dem linken Arm durchsehen können. Kurz halten, dann zurück zur Mitte und nun zur anderen Seite eindrehen.

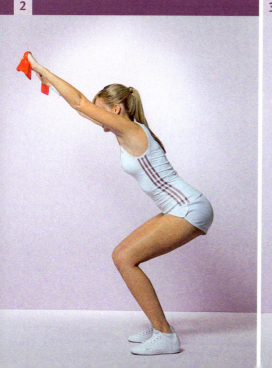

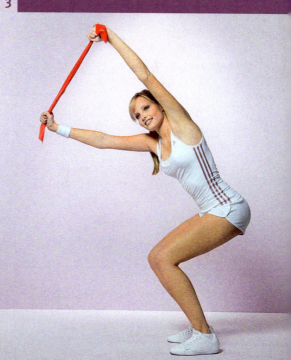

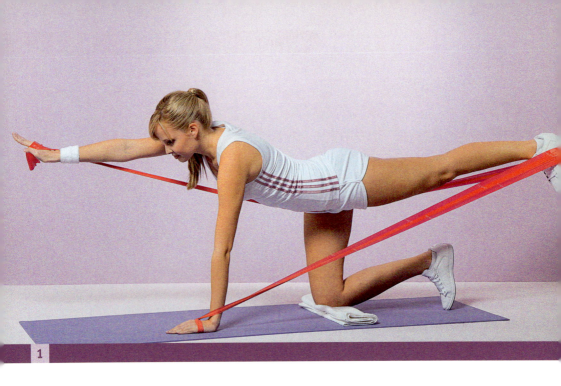

1

Vierfüßlerstand

Diese Basisübung kräftigt die Rückenstrecker sowie die Gesäßmuskulatur. Die Herausforderung besteht darin, den Rücken zu stabilisieren, während Sie Arme und Beine frei bewegen.

› Stützen Sie sich so auf dem Boden ab, dass die Knie unterhalb der Hüften und die Hände auf Schulterhöhe sind. Führen Sie das Band um die linke Fußsohle und greifen es an den Enden.

1 › Nun strecken Sie das linke Bein gerade nach hinten weg. Gleichzeitig strecken Sie den rechten Arm ganz aus. Einen Atemzug lang halten, dann ziehen Sie Ellbogen und Knie diagonal unter dem Körper zusammen, bis beide sich berühren.

› Führen Sie die Bewegung langsam und ohne Schwung aus. Achten Sie immer auf eine stabile Hüftposition. Anschließend die Seite wechseln!

› Später können Sie die Übung intensivieren, indem Sie das Knie auf eine instabile Unterlage (etwa eine zusammengerollte Matte) aufsetzen.

Rückenpush

Diese Übung kräftigt die Brustwirbelsäule und den oberen Rücken und stabilisiert die Schultergelenke.

> › Ihre Füße stehen hüftbreit auseinander. Fixieren Sie das Thera-Band unter beiden Fußballen. Neigen Sie jetzt den Oberkörper nach vorn. Fassen Sie das Band gekreuzt und halten Sie es vor dem Körper, die Ellbogen sind leicht gebeugt und zeigen nach außen. Öffnen Sie Ihre Hände nach oben. Stabilisieren Sie Ihren Oberkörper in dieser vorgeneigten Position.

2 › Die Arme langsam und gleichmäßig nach oben außen ziehen. Dabei die Gesäß-, Bauch- und Rückenmuskeln anspannen, die Schultern nach unten ziehen, den Kopf gerade halten. Unterstützen Sie die Bewegung, indem Sie den Brustkorb aufrichten.

2

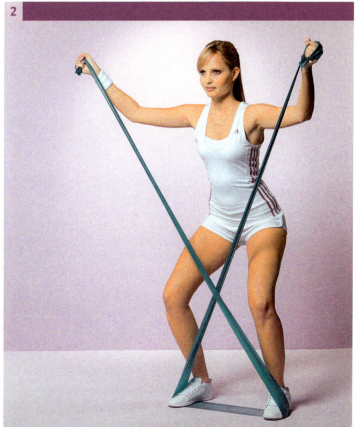

TIPP

Eine gute Bewegungskontrolle haben Sie, wenn Sie sich seitlich zu einem Spiegel stellen. Ihre Hände bilden in der Endposition eine Linie mit Ihren Unterarmen.

Schlanke Beine und fester Po

Beine und Po sind anspruchsvoll, was das Training betrifft, da hier viele verschiedene Muskelgruppen am Werk sind.

An fast allen Bewegungen – Laufen, Bücken und Treppensteigen – ist der große Gesäßmuskel, der Musculus glutaeus maximus, ebenso wie der vordere Oberschenkelmuskel beteiligt. Die rückwärtige Oberschenkelmuskulatur, die aus mehreren langen und großen Muskelsträngen besteht, ist für das Anheben des Beines aus der Hüfte heraus und für die Beugung des Knies zuständig. Die Abduktoren (führen die Beine nach außen) sowie die Adduktoren (ziehen die Beine zur Körpermitte heran) sind dagegen im Alltag weniger im Einsatz und werden schnell zur »Hängepartie«. Regelmäßiges Training mit dem Thera-Band strafft das Gewebe – für eine wohlproportionierte Kehrseite und Beine in Bestform!

Bein schlank

Strafft die Außenseiten der Oberschenkel und den Po.

> › In Seitenlage halten Sie mit dem oberen Arm die Enden des Thera-Bandes fixiert. Ziehen Sie die Knie nach vorn, sodass im Knie- und Hüftgelenk jeweils ein 90-Grad-Winkel entsteht. Die freie Schlinge des Thera-Bandes legen Sie um den Fuß des oberen Beines, das Sie etwas anheben.

1 > Strecken Sie jetzt das angehobene Bein langsam in Verlängerung des Oberkörpers gegen den Bandwiderstand aus. Konzentrieren Sie sich ganz auf die Körperspannung und führen Sie die Bewegung mit der Ferse.

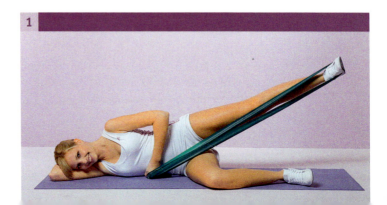

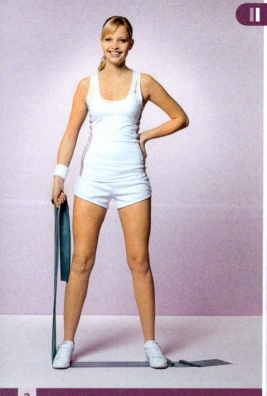

2

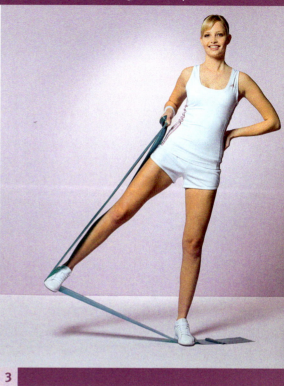

3

Seitenlift

Formt besonders die Außenseite der Oberschenkel.

2 › Stellen Sie sich mit weit gegrätschten Beinen gerade hin. Greifen Sie mit der rechten Hand ein Bandende. Den linken Arm halten Sie seitlich am Körper abgestützt. Den Kopf halten Sie in Verlängerung der Wirbelsäule, die Fußspitzen und die Knie sind nach außen gedreht.

3 › Verlagern Sie Ihr Gewicht nach links, das linke Knie bleibt gebeugt. Jetzt das rechte Bein seitlich abspreizen.

› Achten Sie darauf, dass Ihre Hüften stabil und parallel zum Boden bleiben. Den Maximalpunkt der Bewegung kurz halten und das Bein wieder absenken, aber nicht abstellen. Die nächste Wiederholung anschließen.

TIPP

In der gleichen Ausgangsstellung können Sie auch Ihre Oberschenkelinnenseiten trainieren: Sie stehen mit dem rechten Fuß auf dem Band und greifen ein Ende mit der rechten Hand. Das Gewicht nach links verlagern, den Fuß in das Band legen und das rechte Bein diagonal nach vorn am linken Bein vorbeiführen.

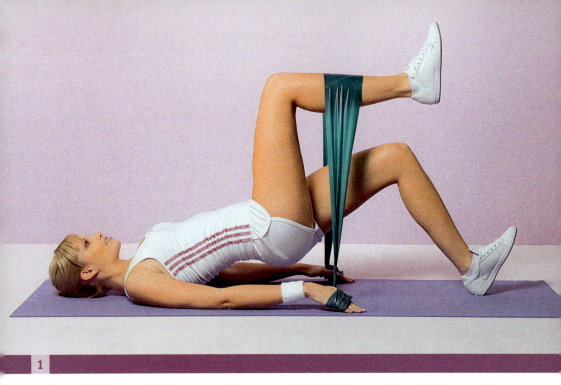

Beckenheben

Eine tolle Übung zur Kräftigung der Oberschenkel sowie der Gesäß- und Rückenmuskulatur!

TIPP
Fortgeschrittene spreizen die Arme mehr zur Seite ab, um die Spannung zu erhöhen.

› Sie liegen auf dem Rücken, Ihre Beine sind angewinkelt. Ziehen Sie nun ein Bein zur Brust heran und legen Sie das Band über den Unterschenkel. Fixieren Sie dann das Band mit beiden Händen, die seitlich neben dem Körper flach auf den Boden gepresst sind.

› Halten Sie das angewinkelte Bein im 90-Grad-Winkel, damit das Band nicht abrutscht.

1 › Lösen Sie nun das Gesäß von der Matte, bis die Oberschenkel mit dem Rumpf eine gerade Linie bilden. Halten Sie die Spannung in der Po- und Rumpfmuskulatur, sodass Ihr Becken nicht zur Seite kippt.

› Senken Sie jetzt Ihren Po einige Zentimeter langsam ab und heben Sie ihn wieder zurück in die Startposition. Atmen Sie beim Absenken ein und beim Anheben aus.

Kniebeuge

Dies ist die »Königsübung« für eine schöne, trainierte Beinmuskulatur. Gekräftigt werden vor allem Oberschenkel und Po.

- › Stellen Sie sich mit beiden Füßen auf die Mitte des Thera-Bandes. Umfassen Sie das Band und führen es über die Schultern. Wickeln Sie es doppelt um Ihre Hände nach innen. Die Bandvordehnung ist mit den Händen vor der Brust auf Ihren Schultern fixiert. Der Oberkörper bleibt aufrecht, die Bauchmuskulatur ist angespannt.

2 › Senken Sie nun den Oberkörper gerade so weit, bis Ihre Beine rechtwinklig gebeugt sind – als wollten Sie sich auf einen Stuhl setzen. Halten Sie dabei unbedingt den Rücken gerade.

- › Spannung kurz halten, dann langsam zurück in die Startposition kommen. Die Knie bleiben weiterhin leicht gebeugt. Achten Sie darauf, dass die Knie nicht über die Fersen hinausragen und nicht nach innen kippen.

TIPP

Wenn Sie die Füße etwas mehr als schulterbreit auseinander stellen, fordern Sie die Rückseite der Oberschenkel und das Gesäß intensiver. Wenn die Zehen bei schulterbreitem Stand leicht nach außen zeigen, trainieren Sie gezielter die Außenseiten der Oberschenkel.

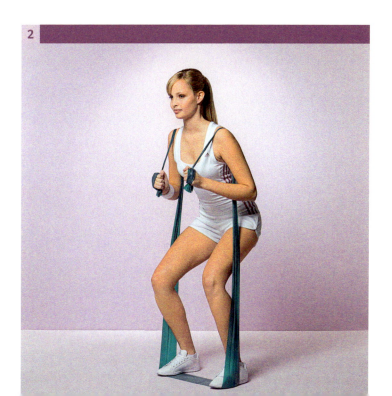

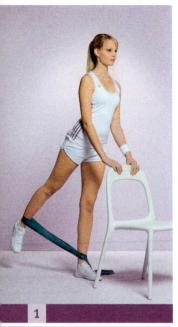

1

Po-Gym

Strafft den Po und schult ein wenig die Koordination.

> Stellen Sie sich hinter einen Stuhl und halten Sie sich mit den Händen locker an der Lehne fest. Ihr Becken ist parallel zur Lehne – auch während der Übung.

> Mit einem Fuß stehen Sie auf den Enden des Thera-Bandes. Machen Sie sich eine relativ enge Schlaufe und schlingen Sie diese um den Knöchel des anderen Fußes.

1 > Das linke Standbein ist leicht gebeugt. Strecken Sie das rechte Bein gegen den Bandwiderstand gerade nach hinten, bis Ihr Po vollkommen angespannt ist. Dann das Bein wieder absenken. Vermeiden Sie es, Ausweichbewegungen mit dem Oberkörper zu machen. Nicht der Bewegungsumfang, sondern die Intensität ist entscheidend.

> Probieren Sie auch andere Zugrichtungen aus, etwa seitlich. Dazu lehnen Sie sich mit einer Hand an die Wand.

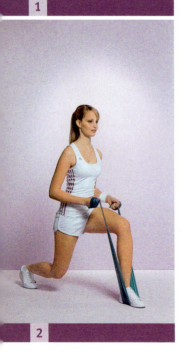

2

Ausfallschritt

Eine Grundübung, mit der Sie Beine und Po gezielt kräftigen. Trainieren Sie Ihre schwächere Seite besonders intensiv.

> Machen Sie mit dem linken Bein einen großen Schritt nach vorn und stellen Sie sich mittig auf das Band, sodass sich die rechte Ferse vom Boden löst. Ihr Becken zeigt nach vorn, das Körpergewicht ist auf beide Beine verteilt. Wickeln Sie das Band so um Ihre Hände, dass Sie mit leicht angewinkelten Armen eine deutlich spürbare Vorspannung erreichen.

2 > Jetzt beugen Sie beide Beine, bis sich das hintere Knie knapp über dem Boden befindet, das vordere senkrecht über dem Knöchel.

> Mit dem Ausatmen strecken Sie die Beine wieder. Sie bewegen sich auf und ab, nicht vor und zurück! Wechseln Sie nach dem Satz die Seite.

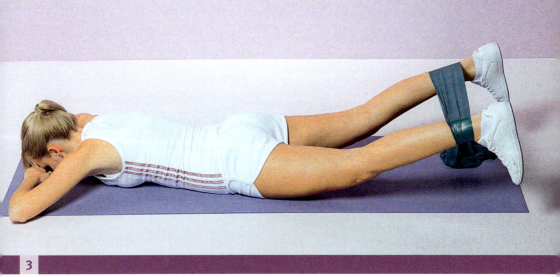

3

Poformer

Mit dieser Übung kräftigen und formen Sie gezielt Ihren Po und Ihre Oberschenkel.

› Knoten Sie das Thera-Band zu einer hüftbreiten Schlinge und legen es sich um die Knöchel.

› Nun nehmen Sie mit gestreckten Beinen die Bauchlage ein. Entspannen Sie Ihren Kopf, machen Sie den Nacken lang und legen Sie Ihre Stirn auf Ihren Händen ab.

› Machen Sie die Wirbelsäule ganz lang, indem Sie sich vorstellen, Kopf und Steißbein zögen in entgegengesetzte Richtungen.

› Spannen Sie jetzt Po und Beine an und heben Sie die gestreckten Beine leicht an. Die Knie berühren nicht mehr den Boden, auch der Oberschenkel ist zum Teil angehoben. Die Zehenspitzen zeigen zum Boden, das Band ist gestrafft.

3 › Öffnen und schließen Sie nun die Beine langsam zu den Seiten. Die Schulterpartie bleibt entspannt. Halten Sie die Hüften stabil und drücken Sie sie in den Boden.

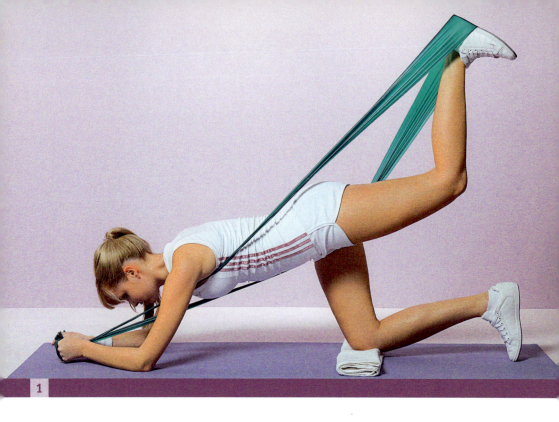

1

Bein-Lift

Die Gesäßmuskulatur wird bei dieser Übung intensiv gefordert. Gleichzeitig stabilisiert sie die Kraft im unteren Rücken.

> Legen Sie das Band breitflächig um einen Fuß. Stützen Sie sich im Vierfüßlerstand auf die Unterarme und heben Sie ein Bein gegen den Widerstand des Bandes senkrecht nach oben, bis der Oberschenkel mit dem geraden (!) Rücken auf einer Linie liegt. Oberschenkel und Wade bilden dabei einen rechten Winkel, die Fußsohlen zeigen nach oben. Eventuell können Sie die Ellbogen oder Knie noch mit einem Handtuch unterpolstern.

1 > Heben und senken Sie das Bein in kleinen Bewegungen. Ober- und Unterschenkel bilden während der gesamten Übung einen 90-Grad-Winkel. Halten Sie Schultern und Becken parallel zum Boden und den Kopf gerade in Verlängerung der Wirbelsäule, indem Sie den Blick zu Boden richten. Das Band bleibt während der gesamten Übung unter Spannung.

Sexy Arme und starke Schultern

Die folgenden Übungen bringen Ihre Arme in Topform. Trainierte Arme haben mehr Power, sind straffer und verleihen ganz nebenbei schlanke, wohlgeformte Schultern. Schulterfreie Abendkleider und Spaghettitops werden so garantiert (wieder) zu Ihren Lieblingsoutfits.

Grundsätzlich geht es bei der Armmuskulatur um den Bizeps und den Trizeps. Sie bilden die Vorder- und Rückseite des Oberarms. Meist schwächelt vor allem der Armstrecker (Trizeps), da er im Alltagsleben weniger gebraucht wird. Deshalb gilt für ein optimales Armtraining, dass der Trizeps doppelt so häufig trainiert wird wie der Bizeps. Starke Trizepse und definierte Schultern sehen dabei nicht nur gut aus, sondern sie sorgen auch für eine ausbalancierte Kräfteverteilung im Oberkörper.

Die gezielten Übungen für die Schulterpartie schützen vor Verspannungen im Nacken. Bewegungen im Alltag fallen leichter, Ihre gesamte Körperhaltung wird anmutiger. Sie fühlen sich einfach wohler, wenn Ihre Schultermuskulatur in Balance ist! In der Regel sehen Sie schon nach wenigen Übungseinheiten Erfolge.

Trizeps-Kick

Strafft die Rückseite Ihrer Oberarme.

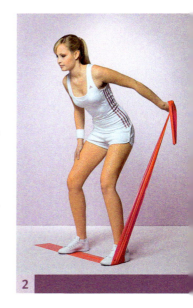

> › Nehmen Sie die Beine hüftbreit auseinander und fixieren Sie das Band mit den Füßen. Den rechten Arm auf dem rechten Oberschenkel abstützen. Das linke Bandende mit der linken Hand greifen und den Ellbogen nach oben führen, bis eine Vorspannung entsteht. Unter- und Oberarm bilden dabei einen rechten Winkel.

2 › Nun den linken Unterarm mit fixiertem Handgelenk so weit wie möglich gerade nach hinten ausstrecken. Kurz vor der Endposition drehen Sie das linke Handgelenk so ein, dass es nach oben zeigt.

> › Die Position für ein bis zwei Atemzüge halten, dann den linken Arm wieder langsam nach unten führen. Nach dem Satz wechseln Sie die Seite.

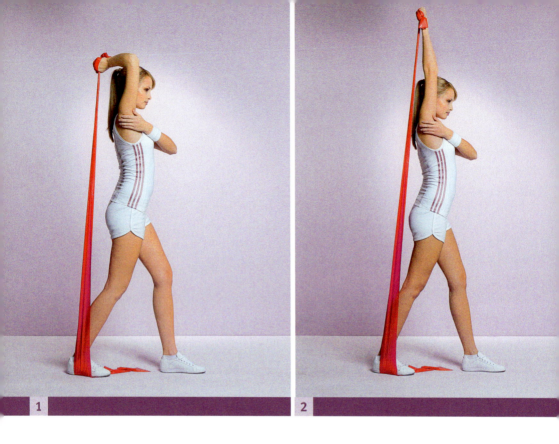

1

2

Trizepsdrücken

Eine sehr konzentrierte Übung für den Gegenspieler des Bizeps an Ihrer Armrückseite – den Trizeps. Sie ist optimal geeignet, um Ihre Arme zu modellieren.

1 › Gehen Sie in eine leichte Schrittstellung. Mit der rechten Fußmitte das Band fixieren, den Po anspannen und den Bauchnabel nach innen ziehen. In der rechten Hand halten Sie das Band auf Kopfhöhe. Mit dem linken Arm stützen Sie den rechten Oberarm in seiner Position.

2 › Jetzt strecken Sie den rechten Arm mit geradem Handgelenk und Ellbogengelenk. Die Schultern tief und den Ellbogen ruhig halten. Nur der Unterarm wird bewegt.

› Anschließend den Arm wieder in die Ausgangsposition absenken. Nach jedem Satz die Seite wechseln.

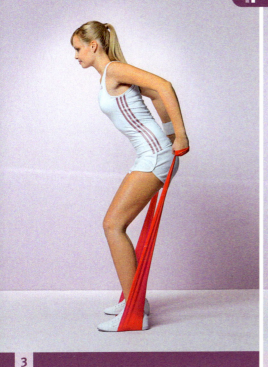

3

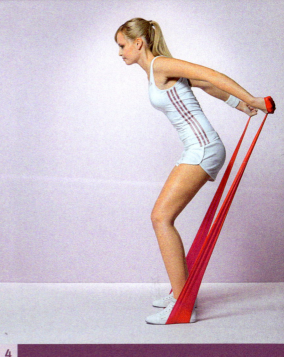

4

Trizeps-Zug

Formt und strafft die Armrückseite.

3 › Sie stehen aufrecht und ziehen Ihre Schultern aktiv nach hinten
   unten. Stellen Sie beide Beine schulterbreit auseinander auf
   die Mitte des Bandes. Nun den Oberkörper in einem 45-Grad-
   Winkel nach vorn neigen und die Beine beugen. Ziehen Sie zusätzlich den Bauchnabel nach innen und heben Sie das Brustbein bewusst an.

   › In jeder Hand halten Sie ein Bandende. Die Arme so anwinkeln,
     dass sich die Oberarme parallel zum Boden befinden und die
     Unterarme zum Boden zeigen.

4 › Jetzt beide Unterarme ohne Schwung nach hinten führen, bis
   sie ganz gestreckt sind. Halten Sie Ihre Handgelenke während
   des gesamten Satzes stabil.

TIPP

Die Ellbogen und Handge-
lenke bilden in der Endposition eine gerade Linie.
Spannen Sie in der End-
position den Trizeps noch
einmal bewusst an, um
den Schwierigkeitsgrad zu
erhöhen.

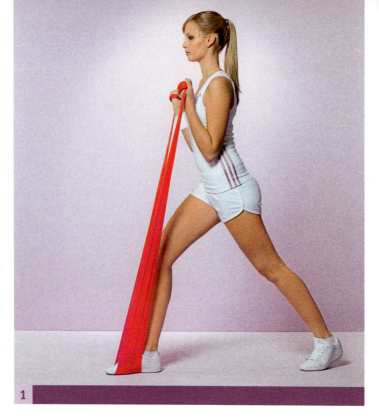

1

Bizeps-Curls

Eine der Basisübungen für die Armvorderseite – den Bizeps.

> Sie stehen aufrecht, Ihre Füße sind in Schrittstellung, die Beine
> sind leicht gebeugt. Das Band ist unter dem Ballen des vorde-
> ren Fußes fixiert. Die Arme befinden sich leicht angewinkelt
> neben dem Körper.

1 > Spannen Sie den Bizeps an, beugen Sie die Arme und führen
> Sie das Band langsam bis auf Schulterhöhe. Während der Auf-
> wärtsbewegung drehen Sie die Arme so ein, dass Ihre Handflä-
> chen in der Endposition nach oben zeigen. Führen Sie die Arm-
> bewegungen bewusst kraftvoll aus, so als ob Sie große Steine
> heben müssten. Den Körper beim Zurückführen der Arme an-
> gespannt lassen.

> Anschließend die Arme zurück in die Ausgangsposition senken,
> ohne sie ganz durchzustrecken.

Concentration Curls

Mit dieser Übung können Sie sich besonders gut auf das Straffen der Armvorderseite konzentrieren.

> › Gehen Sie in einen schulterbreiten Stand. Das Thera-Band ist unter Ihren Füßen fixiert. Mit leicht vorgeneigtem Oberkörper und geradem Rücken gehen Sie in eine halbe Kniebeuge. Stützen Sie sich mit einer Hand auf dem gleichseitigen Oberschenkel ab. Mit der anderen umfassen Sie die Bandenden, der Arm ist fast gestreckt.

2 › Jetzt spannen Sie auf der Seite mit dem Band den Bizeps an, beugen den Arm und ziehen die Bandenden konzentriert bis nach oben auf Höhe des Schlüsselbeins. In der Endposition den Bizeps noch einmal maximal anspannen.

> › Langsam absenken und die Bewegung wiederholen. Nach einem Satz die Seite wechseln.

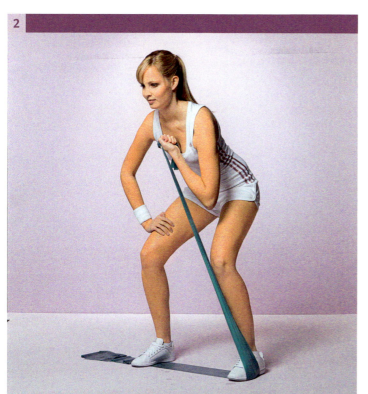

TIPP

Beginnen Sie Ihr Training mit den Brust- und Bauchmuskeln, dann erst kommen Bizeps und Trizeps an die Reihe. Diese kleineren Muskeln ermüden sonst zu schnell und können die großen nicht mehr stützen.

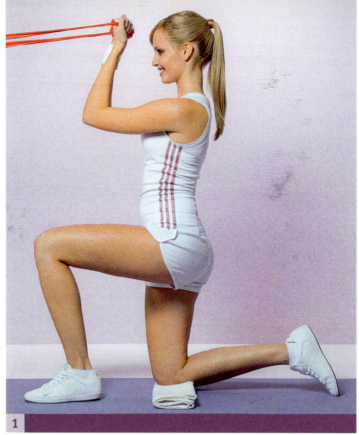

1

Armkraft

Eine Topübung für Ihren Bizeps, bei der Teile der Schultermuskulatur mit gefordert werden.

> › Befestigen Sie das Band in halber Körperhöhe und gehen Sie mit Blick zum Band in einen Kniestand. Jeweils ein Ende des Bandes greifen und die Arme mit leicht gebeugten Ellbogen bis auf Schulterhöhe anheben.

1 › Jetzt ziehen Sie die Unterarme durch die Kraft des Bizeps zu den Schultern. Die Hände bleiben in Verlängerung der Unterarme und die Oberarme in Schulterhöhe.

> › Langsam die Arme wieder strecken. Nach jedem Satz die Beinposition wechseln. Die Schultern bleiben stets hinten unten und die Schulterblätter zusammen.

Seitheben im Stand

Sorgt für eine schön austrainierte seitliche Schulterpartie.

> › Ihre Beine stehen schulterbreit auseinander. Fixieren Sie das Band unter den Fußballen und fassen es mit beiden Händen.

2 › Heben Sie die Arme seitlich auf Schulterhöhe. Handgelenke, Ellbogen und Schultern bilden eine Linie.

> › Führen Sie das Band langsam und konzentriert in die Ausgangsposition zurück. Nicht zurückschnellen lassen!

TIPP
Fortgeschrittene heben jeweils im Wechsel einen Arm an und trainieren so jede Seite isoliert. Halten Sie die Handgelenke dabei immer gerade.

Geneigtes Rudern

Kräftigt vor allem oberen Rücken und Schultergürtel.

> › Mit leicht gebeugten Beinen fixieren Sie das Band unter den Fußballen, die Arme sind gestreckt und parallel zu den Oberschenkeln. Beugen Sie sich mit geradem Rücken etwas vor.

3 › Ziehen Sie die Schultern zueinander und die Hände zu den Hüften. Die Ellbogen bleiben dicht am Körper.

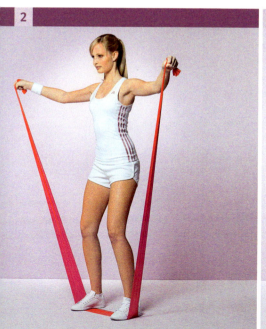

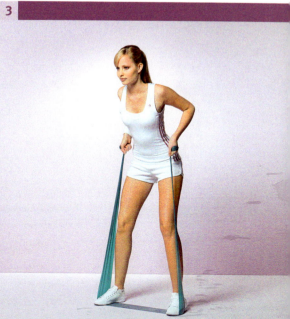

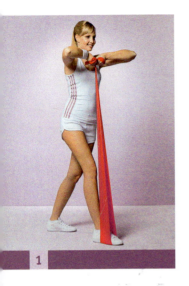

Frontziehen

Hier stärken Sie die hintere Schulterpartie, Nacken und Bizeps.

> › Sie stehen in Schrittstellung, das Thera-Band ist unter dem Fußballen des vorderen Fußes fixiert. Belasten Sie das vordere Bein und verlagern Sie den Oberkörper leicht nach vorn. Beide Knie sind leicht gebeugt. Fassen Sie das Band mit einer Handbreit Abstand dicht vor dem Körper und bringen Sie es unter Spannung. Die Handrücken zeigen vom Körper weg, die Ellbogen nach außen.

1 › Heben Sie die Arme und ziehen Sie das Band nah am Körper bis zum Brustbein nach oben. Lehnen Sie sich ruhig mit dem Oberkörper ein wenig nach vorn, der Rücken sollte aber gerade bleiben. Die Schultern dabei unten lassen. Das Band behält die ganze Zeit eine gewisse Grundspannung.

> › Anschließend die Arme wieder in die Grundstellung bringen.

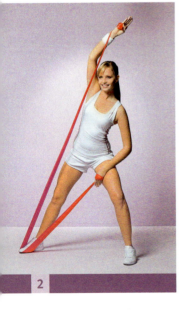

Schulterformer

Mit diesem eleganten Bewegungsablauf werden die gesamte Schultermuskulatur und der Trizeps gestärkt.

> › Stellen Sie sich mit dem rechten Fuß auf die Mitte des Bandes. Halten Sie die Enden fest in den Händen und machen Sie einen großen Ausfallschritt zur linken Seite. Spannen Sie Bauch- und Rückenmuskulatur leicht an. Der linke Fuß zeigt nach außen, das Knie befindet sich senkrecht über dem Mittelfuß.

> › Verlagern Sie Ihr Körpergewicht aufs linke Bein und legen Sie den linken Unterarm auf dem linken Oberschenkel ab. Strecken Sie das rechte Bein. Den rechten Ellbogen und die rechte Hand halten Sie eng auf Schulterhöhe seitlich vorm Körper.

2 › Strecken Sie den rechten Arm in einer langsamen, fließenden Bewegung seitlich am Kopf vorbei nach oben aus. Ziehen Sie die Schulter dabei bewusst nach unten. Langsam zurück in die Ausgangsposition kommen. 30 Sekunden pro Seite ausführen. Fortgeschrittene üben im Zeitlupentempo!

Frontheber

Mit dieser Übung trainieren Sie Ihre Schultern, Ihren oberen Rücken sowie Beine und Po.

> › Sie stehen aufrecht, die Füße hüftbreit auseinander. Stellen Sie sich mittig auf das Band und greifen Sie die Bandenden. Jetzt verlagern Sie Ihr Gewicht auf Mittelfuß und Ferse. Den Po schieben Sie nach hinten und die Knie beugen Sie etwas. Neigen Sie Ihren Oberkörper gerade nach vorn, bis er mit den Oberschenkeln einen rechten Winkel bildet.

3 › Spannen Sie die Rumpfmuskeln an, ziehen Sie die Schultern nach hinten unten und heben Sie die schulterweit geöffneten Arme auf Schulterhöhe an. Sportler heben die Arme über den Kopf.

> › Kurz halten, dann die Arme langsam wieder senken.

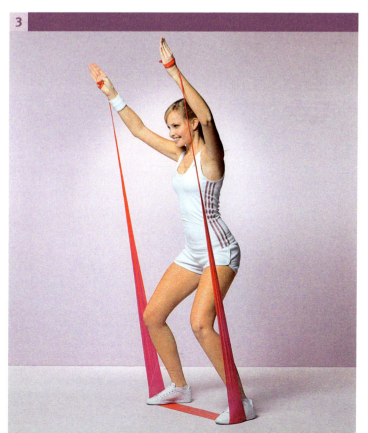

3

TIPP
Führen Sie diese Übung betont langsam aus, um Ihre Schultergelenke zu schonen.

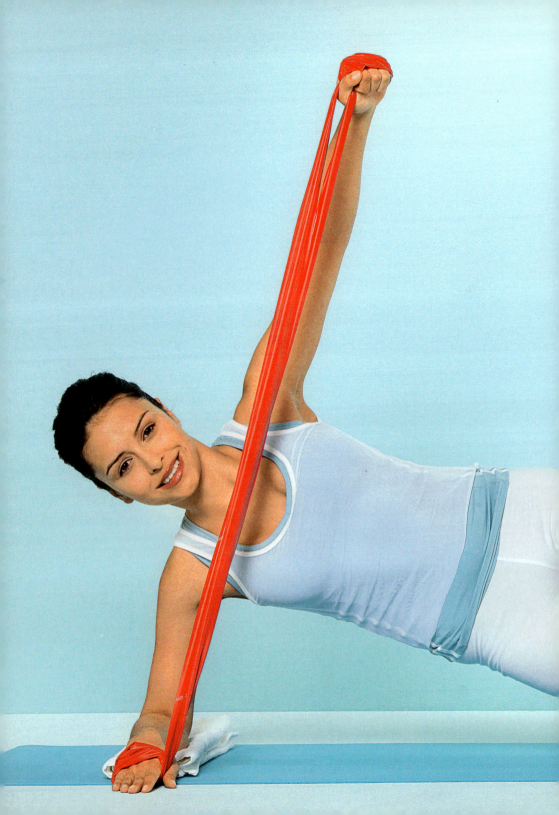

KOMBIÜBUNGEN MIT DEM THERA-BAND

Noch schneller noch fitter? Mit den Powerübungen kein Problem. Bauch, Beine und Po werden straffer, der Rücken stärker. Einmal trainiert, doppelt profitiert!

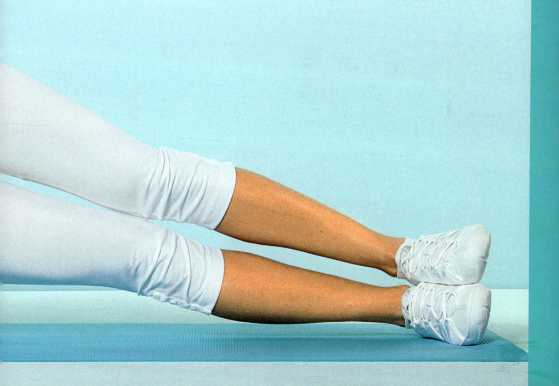

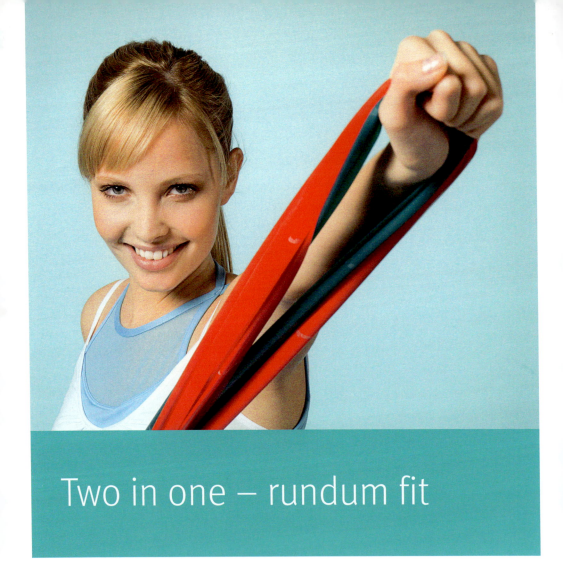

Two in one – rundum fit

Der Schlüssel zum Erfolg heißt in diesem Kapitel Effizienz: Die vielseitigen Übungen trimmen stets mindestens zwei Partien auf Traummaß. Klar, das ist anstrengend, aber dafür auch doppelt gut: Das Kompakttraining spart Zeit, und Ihr Kopf ist immer mit dabei. Gleichzeitig werden weitere Fähigkeiten wie etwa der Gleichgewichtssinn geschult, sodass Ihre Bewegungen noch harmonischer ablaufen. Insgesamt steigt dadurch die Qualität Ihres Trainings – und auch Ihr Leistungsvermögen.

Schlauer bewegen

Die speziellen Übungen aktivieren körpereigene Rezeptoren in Sehnen, Bändern und Muskeln – feine »Bewegungsmelder«, die jede noch so kleine Änderung über die Lage eines Gelenks und die Spannung eines Muskels wahrnehmen. Je komplexer die Bewegung, desto besser müssen auch Gehirn und Muskeln zusammenarbeiten. Entscheidend ist dabei allein die Qualität der Ausführung. Jede Bewegung, die koordinatives Geschick erfordert und neu gelernt werden muss, bringt auch ihr Gehirn auf Touren. Trainieren Sie mit Gefühl: Falls bei einer Variante Probleme auftreten, wählen Sie zunächst einfach eine andere aus.

Butterfly-Crunch

Kräftigt die Bauch- und Brustmuskeln in einem Ablauf.

> Stellen Sie in Rückenlage die Beine auf. Das Band ist unter den Schulterblättern fixiert. Wickeln Sie die Bandenden um die Hände. Ihre Oberarme sind seitlich auf Schulterhöhe neben dem Körper. Ihre Arme sind im 90-Grad-Winkel gebeugt.

1 > Ziehen Sie Ihre Schulterblätter aktiv zusammen und spannen Sie die Bauchmuskulatur bereits jetzt an. Lösen Sie den Oberkörper von der Unterlage und führen Sie dabei die Ellbogen langsam vor der Brust zusammen. Die Spannung kurz halten.

> Die Arme wieder öffnen und den Oberköper behutsam zurück in die Ausgangsposition absenken – aber nicht ablegen.

TIPP
Die Bewegung der Muskeln beginnt im Kopf. Stellen Sie sich die trainierenden Muskeln vor, wie sie sich bewegen. Legen Sie auch mal die Hand auf den trainierenden Muskel und versuchen Sie, die Hand nur mit der Kraft dieses Muskels zu bewegen.

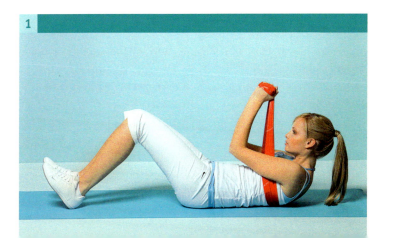

1

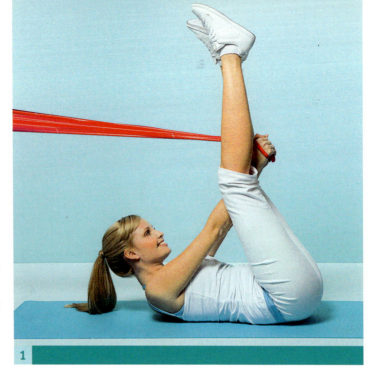

1

TIPP

Bleiben Sie nach der Übung noch etwas liegen und drehen Sie den Kopf sanft nach links und rechts. Das hilft den Nacken zu entspannen.

Reverse Curls

Das hebelartige Zusammenführen von Beinen und Armen fordert die maximale Anspannung der Bauchmuskulatur. Beim Nach-vorn-Führen der Arme werden außerdem die Muskeln von den Schultern bis zum Brustbein gestärkt.

> › Befestigen Sie das Band in halber Körperhöhe etwa an einer Türklinke. Dann mit dem Kopf zum Band auf den Rücken legen, die leicht angewinkelten Beine und die Arme mit dem Band in den Händen etwa auf Brusthöhe nach oben ausstrecken.

1 › Mit dem Ausatmen heben Sie den Oberkörper nach oben und vorn an. Ihre Schulterblätter lösen sich dabei vom Boden. Gleichzeitig durch die Kraft der unteren Bauchmuskulatur das Becken anheben und die Knie so weit in Richtung Kopf führen, dass die Hände zwischen den Knien vorbeigehen.

> › Langsam abrollen und erneut aufrichten. Kopf und Nacken bleiben stets in gleicher Position zum Körper.

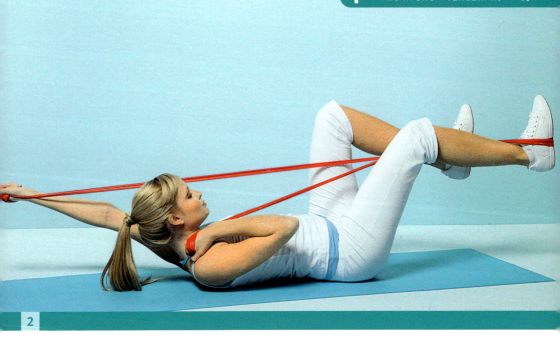

2

Käfer

Eine sehr intensive Übungskombination, die vor allem die Bauchmuskulatur, den Schultergürtel und die Beine kräftigt.

› Legen Sie im Sitzen das Thera-Band breitflächig mittig um Ihre Füße. Greifen Sie die überkreuzten Bandenden und wickeln Sie diese um Ihre Hände. Jetzt Wirbel für Wirbel in die Rückenlage rollen. Die Beine sind angehoben und jeweils um 90 Grad in Knie- und Hüftgelenk angewinkelt.

› Ihr Schultergürtel ist leicht angehoben, der Bauch bereits etwas angespannt und die Arme seitlich auf Schulterhöhe in einer sogenannten U-Halte (90-Grad-Winkel zwischen Unter- und Oberarm) fixiert.

2 › Strecken Sie einen Arm lang aus, Trainierte strecken auch das gegenüberliegende Bein. Ohne Pause wechseln Sie in einer fließenden Bewegung zur anderen Körperseite. Starten Sie die Bewegung auf jeder Seite mit einer Vorspannung des Bandes und einer gut angespannten Bauchmuskulatur.

WICHTIG

Je flacher Sie Ihr Bein ausstrecken, desto intensiver wird die Übung, aber umso höher wird auch das Risiko, in eine Hohlkreuzposition zu fallen. Sollten Sie merken, dass sich der untere Rücken von der Matte löst, heben Sie die Beine weiter an, damit die Lendenwirbelsäule am Boden bleibt.

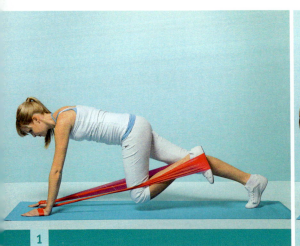

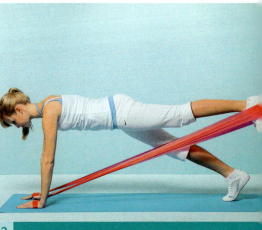

Kraftstütz

Statisch haltende Arm-, Brust- und Schultermuskeln sorgen neben dem angespannten Bauch für die stabile Ausgangslage. Oberschenkel und Gesäß ermöglichen das Strecken der Beine.

> Gehen Sie in eine Liegestützstellung auf die Unterarme. Die Ellbogen befinden sich unter den Schultergelenken.

> Wickeln Sie das Band um den linken Fuß und um beide Hände. Der ganze Körper ist so angespannt, dass es weder zu einem Absinken des Beckens noch zu einem Einsinken des Oberkörpers zwischen die stützenden Arme kommt.

1 > Lösen Sie das linke Bein etwas vom Boden und ziehen Sie es so weit wie möglich zum Oberkörper heran.

2 > Strecken Sie das linke Bein nun nach hinten. Nach dem Satz Seitenwechsel.

> Sportler können gleichzeitig zum Kraftstütz einen Liegestütz ausführen und den Oberkörper zum Boden absenken. Stabilisieren Sie aktiv den Schultergürtel und halten Sie die Wirbelsäule gerade. Ausatmen, wieder nach oben drücken und das Bein heranziehen.

TIPP

Für Sportler: Machen Sie die Bewegungen mit kurzem Zwischenstopp. Federn Sie beim Trainieren leicht kontrolliert nach, und zwar genau in dem Bereich, in dem die Übung besonders intensiv ist. Probieren Sie dies mit verschiedenen Übungen aus!

Bizeps-Kombi

Kräftigt Ihren Bizeps und stabilisiert die Schultern.

> › In einem leichten Ausfallschritt stellen Sie sich mit dem vorderen Fuß mittig aufs Band. Heben Sie Ihren Brustkorb und spannen die Bauchmuskeln an. Ihre leicht angewinkelten Arme halten Sie mit den Bandenden seitlich eng am Körper.

3 › Winkeln Sie den linken Ellbogen an und ziehen das Bandende zu den Schultern. Gleichzeitig führen Sie den leicht gebeugten rechten Arm zur Seite bis auf Schulterhöhe.

> › Senken Sie die Arme langsam und wiederholen Sie die Bewegung auf der anderen Seite.

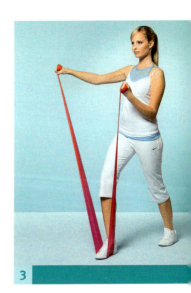

3

Diagonal-Lift

Kräftigt besonders Oberschenkelaußenseiten und Schultern.

4 › Im hüftbreiten Stand setzen Sie die Füße mittig aufs Band. Greifen Sie die Enden des überkreuzten Bandes und wickeln es doppelt um die Hände, die sich auf Hüfthöhe befinden.

> › Verlagern Sie Ihr Gewicht aufs linke Bein, während Sie den linken Arm nach außen, oben und hinten gegen die Bandspannung strecken. Seitenwechsel nach jedem Durchgang.

> › Führen Sie die Bewegung langsam und ohne Schwung aus. Achten Sie auf eine stabile Hüftposition. Halten Sie außerdem die Rücken- und Bauchmuskeln stets unter Spannung, Ihre Körpermitte darf auf keinen Fall nach hinten »durchhängen«. Nach jedem Durchgang die Seite wechseln.

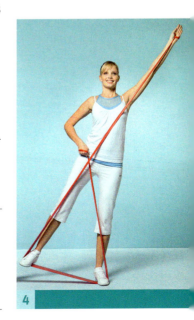

4

TIPP: Flacher Bauch, sexy Busen
Stellen Sie sich vor, Ihr Kopf sei durch einen Faden mit dem Himmel verbunden. Ihre Wirbelsäule dehnt sich, die Schultern sinken nach unten, Ihr Brustkorb öffnet sich und Ihr Bauch ist straff.

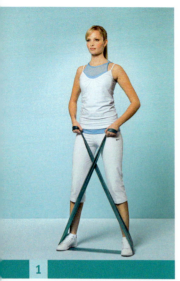

1

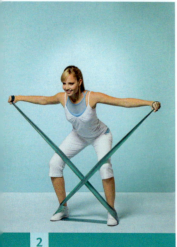

2

Powerbeuge

Diese Allroundübung ist genauso wirkungsvoll, wie sie aussieht: Sie formt Ihre Beine, strafft den Po und kräftigt gleichzeitig die Arme, den Rücken und die Schultern.

> Die Füße stehen parallel etwas mehr als hüftbreit auseinander. Das gesamte Körpergewicht ruht auf den Fersen, die Sie fest in den Boden drücken. Test: Versuchen Sie für einen Moment die Zehen vom Boden zu lösen.

1 > Sie stehen mittig auf dem Thera-Band. Halten Sie das gekreuzte Band mit leicht angewinkelten Armen neben den Hüften, die Handinnenflächen zeigen zum Körper.

2 > Halten Sie den Rücken gerade und beugen Sie die Knie so weit, bis Ober- und Unterschenkel einen rechten Winkel bilden; achten Sie darauf, dass die Knie nicht über die Zehenspitzen hinausragen und nicht nach innen kippen. Den Oberkörper gleichzeitig nach vorn neigen und die Arme seitlich bis auf Schulterhöhe gestreckt anheben. Dabei die Schulterblätter so weit wie möglich zusammenführen. Die Wirbelsäule bleibt gerade, das Brustbein angehoben. Der Kopf ist in der Verlängerung der Wirbelsäule, der Blick ist zum Boden gerichtet.

> Drücken Sie sich nun aus den Fersen heraus wieder zurück in die Ausgangsposition, indem Sie die Beine beinahe ganz durchstrecken und die Arme wieder senken. Dabei immer gleichmäßig atmen: mit der Abwärtsbewegung einatmen, mit der Aufwärtsbewegung ausatmen.

TIPP: Die Standposition variieren

Wenn Sie die Füße etwas mehr als schulterbreit auseinanderstellen, fordern Sie die Rückseite der Oberschenkel und das Gesäß intensiver. Wenn Ihre Zehen bei schulterbreitem Stand leicht nach außen zeigen, trainieren Sie auf diese Weise gezielt die Außenseiten der Oberschenkel.

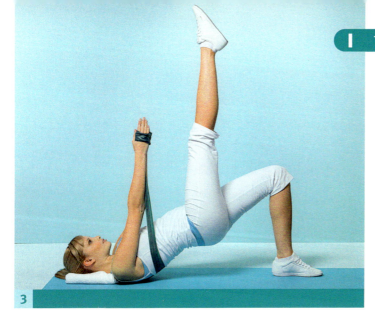

3

Brust-Lift

> Legen Sie sich in Rückenlage auf eine Matte. Ihr oberer Rücken liegt mittig auf dem Band. Ihre Beine sind angewinkelt, Ihre Füße auf dem Boden abgestellt. Nun die Hüften hochdrücken und vom Boden lösen. Sollte diese Position für Sie etwas unbequem sein, dann können Sie Kopf, Nacken und Schultergürtel mit einem Kissen oder einem zusammengefalteten Handtuch abstützen.

> Noch intensiver wird die Übung, wenn Sie in der Ausgangsposition Ihr Gewicht auf einen Fuß verlagern und das andere Bein senkrecht nach oben ausstrecken.

> Ihre Arme sind im 90-Grad-Winkel gebeugt und befinden sich außen etwa auf Brusthöhe, die Handflächen zeigen nach vorn.

3 > Nun führen Sie das Band in einem Bogen nach oben und die Hände zur Brustmitte zusammen. Drehen Sie die Handgelenke dabei so, dass am Ende der Bewegung die Handflächen zueinanderzeigen. Ihre Ellbogen bleiben auch in der Endposition leicht gebeugt. Gleichzeitig heben Sie die Hüften an, sodass Oberkörper und Oberschenkel eine Linie bilden.

> Senken Sie die Arme dann langsam wieder ab und wiederholen Sie die Ausführung.

TIPP

Ist bei Ihnen die Brustmuskulatur einer Körperseite deutlich schwächer ausgeprägt, beginnen Sie mit dem Arm der schwächeren Seite und senken ihn aus einer fast gestreckten Position langsam so weit ab, bis der Oberarm fast parallel zum Boden ist.

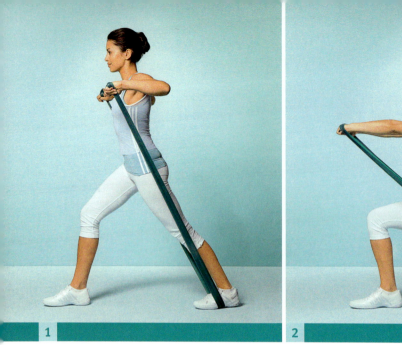
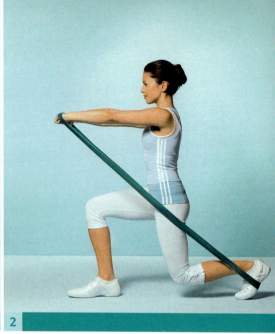

WICHTIG
Die richtige Ausführung ist
bei allen kombinierten
Übungen besonders wich-
tig. Geben Sie Ihren Bewegungen immer einen
definierten Anfangs- und
Endpunkt.

Chestpress-Kombi

Mit dem Ausfallschritt lassen sich sehr viele Bewegungselemente kombinieren. Hier kräftigt er die Brust- und Beinmuskulatur in einem Zug.

1 › Stellen Sie sich in einen weiten Ausfallschritt und legen Sie das
Band um die Fußmitte des zurückgestellten Beins. Die Hände
halten das Bandende etwas tiefer als schulterhoch neben der
Brust, die Ellbogen zeigen nach außen. Wählen Sie die Länge
des Bandes so, dass es bereits in dieser Position unter Spannung steht.

2 › Jetzt strecken Sie gleichzeitig beide Arme nach vorn, bis sie fast
gerade sind. Gleichzeitig senken Sie mit dem Strecken der
Arme das hintere Knie fast bis zum Boden ab, bis sich der
Oberschenkel des vorderen Beins parallel zum Boden befindet.
Achten Sie darauf, dass Ihre Handgelenke stets gerade gehal-
ten werden und dass Sie in der Bewegung die Schultern nicht
nach oben ziehen.

› Langsam wieder zurück in die Ausgangsposition gehen. Beim
Zurückführen wieder nach oben kommen, bis das vordere Knie
fast gestreckt ist.

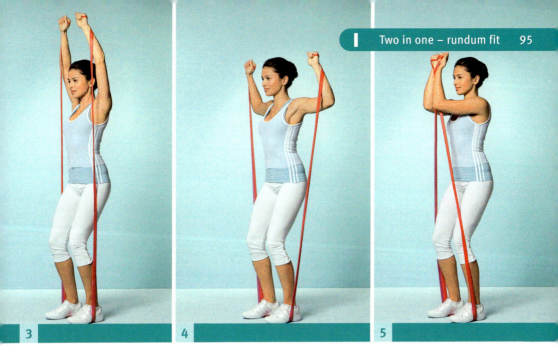

3

4

5

Hot Body

Dieser anspruchsvolle Bewegungsablauf basiert auf dem Stehenden
Butterfly und dem Frontheber (siehe Seite 58 und 83). Er bewirkt eine
harmonisch trainierte Schulter- und Brustpartie.

3 › Fixieren Sie das Band wieder im hüftbreiten Stand mit den
Füßen. Wickeln Sie die Bandenden um die Hände und halten
Sie die leicht angewinkelten Arme seitlich vom Körper auf Hüfthöhe. Jetzt führen Sie zunächst die Hände über dem Kopf zusammen. In der höchsten Position sind die Handgelenke mini-
mal gebeugt, und die Handflächen zeigen nach vorn.

4 › Gehen Sie nun zurück in die U-Halte, aus der Sie die Arme
kraftvoll vor dem Oberkörper zusammenführen. Die Oberarme
bleiben dabei in Verlängerung der Schultern und die Unterarme angewinkelt.

5 › Spannen Sie abschließend die Brustmuskeln kurz an, bevor die
Hände vor dem Körper zusammentreffen, und heben Sie die
Unterarme konzentriert in einer fließenden Bewegung nach
oben bis über Schulterhöhe.

TIPP

Sie können die Übung in-
tensivieren, indem Sie die
Spannung in jeder Position
zwei Atemzüge lang halten.

Full-Body-Move

Mit diesem Move kombinieren Sie gleich drei Übungen miteinander: Die Kniebeuge für die Beine, die Bizeps-Curls für Ihre Arme und den Frontheber für schöne Schultern.

1 › Sie stehen aufrecht mittig auf dem Band. Die Arme sind neben den Hüften, die Handinnenflächen zeigen zum Körper. Aus dieser Position beugen Sie die Beine wie zu einer Kniebeuge, das Gewicht ruht dabei auf den Fersen.

TIPP
Konzentrieren Sie sich während der Bewegung genau auf die Muskelgruppen, die in jedem einzelnen Abschnitt gefordert werden.

2 › Strecken Sie jetzt die Beine, der Rücken bleibt dabei gerade, das Brustbein angehoben. Führen Sie die Bandenden zu den Schultern, indem Sie Ihre am Oberkörper anliegenden Ellbogen beugen.

3 › Anschließend die Arme strecken und die »Gewichte« nach oben drücken.

1
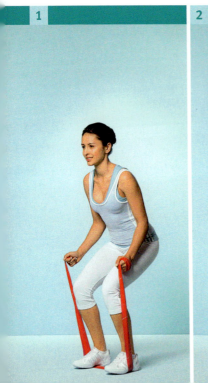

2
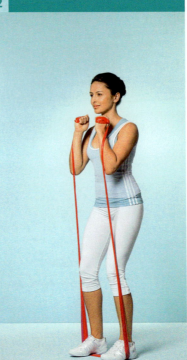

3
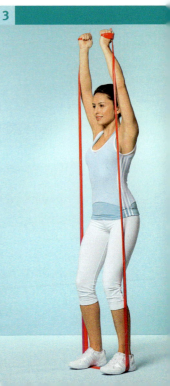

Schultern-Bizeps-Kombi

Mit den fließend ineinander übergehenden Bewegungen trainieren Sie Ihre Oberarme und die Schultern.

> › Gehen Sie in einen Ausfallschritt und stellen Sie sich mit dem vorderen Fuß auf die Mitte des Bandes.

4 › Spannen Sie Ihren Bizeps an und beugen Sie beide Arme, bis zwischen Unter- und Oberarm ein 90-Grad-Winkel entsteht. Die Handgelenke sind gerade, die Handflächen zeigen nach vorn. Ihre Ellbogen bleiben dabei neben dem Oberkörper.

> › Anschließend heben Sie die Ellbogen bis auf Schulterhöhe. Versuchen Sie nicht, mit dem Rumpf Schwung zu holen oder nach hinten auszuweichen. Mit einer langsamen und kontrollierten Bewegung die Ellbogen wieder senken.

5 › Leichter wird die Übung, wenn Sie die Arme im Wechsel einzeln anheben.

TIPP
Sie können den Widerstand erhöhen, indem Sie in der Ausgangsstellung die Füße nebeneinanderstellen und das Band unter beiden Füßen fixieren.

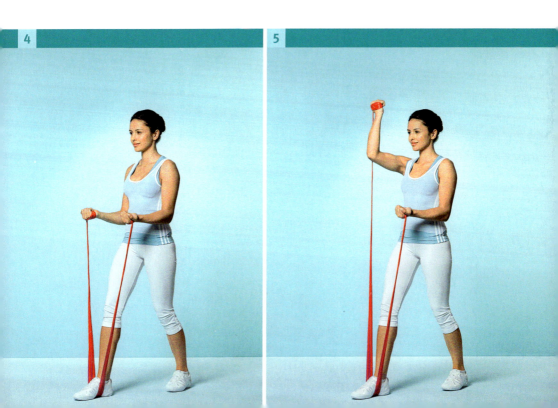

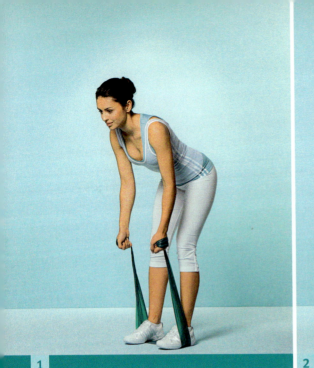

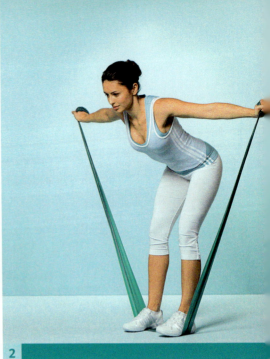

1

2

Geneigter Butterfly

Mit diesem Kombi-Move straffen Sie Beine und Po, gleichzeitig kräftigen Sie den oberen Rücken.

> › Stehen Sie aufrecht, die Füße hüftbreit geöffnet. Stellen Sie sich mittig auf das Band und greifen Sie beide Enden des Bandes mit fast gestreckten Armen.

1 › Beugen Sie sich jetzt mit geradem Rücken nach vorn, bis Sie in den hinteren Oberschenkeln eine leichte Dehnung spüren.

2 › Die Knie leicht beugen und die Arme in einem weiten Bogen zur Seite heben, bis die Bandenden auf Schulterhöhe sind. Der leichte Winkel im Ellbogengelenk verändert sich dabei nicht. Die Position einen Atemzug lang halten.

> › Nun den Po anspannen und gegen den Widerstand des Bandes zurück in die Ausgangsposition aufrichten. Die Arme holen Sie dabei angewinkelt wieder zum Körper heran.

Verschärfte Ausfallschritte

Diese Übung kräftigt Oberschenkel- und Gesäßmuskeln, Schulterpartie und Armmuskeln.

TIPP
Damit Ihr Nacken entspannt bleibt, ziehen Sie die Schultern nach unten, weg von den Ohren.

> › Stellen Sie sich aufrecht hin und machen Sie aus dem Stand einen großen Schritt zurück. Das Band befindet sich unter dem vorderen Fuß. Nehmen Sie die freien Bandenden in die Hände. Spannen Sie das Band und achten Sie darauf, dass es während der gesamten Übung angespannt bleibt.

3 › Beugen Sie das vordere Bein, bis der Oberschenkel parallel zum Boden und das Knie genau über dem Fußgelenk ist. Führen Sie mit dem Absenken des Oberkörpers das Band in einem leichten Bogen nach oben, bis die Arme sich in einer waagerechten Position befinden.

4 › Kommen Sie nun aus dieser Position mit der Hüfte und dem Oberkörper nach oben, bis das vordere Knie fast gestreckt ist. Dann ohne Pause wieder absenken. Nach jedem Satz das Standbein wechseln.

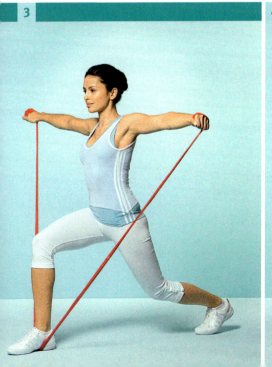

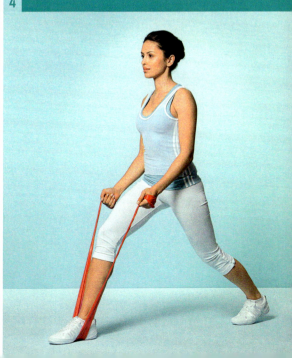

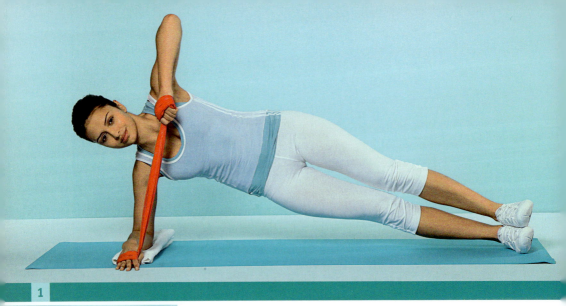

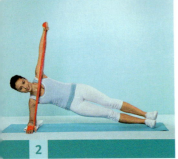

Seitstütz -Kombi

Diese Kombiübung stärkt Ihre gesamte Rumpf- und Beinmuskulatur sowie Ihre Trizepse.

› Stützen Sie Ihren Oberkörper in Seitlage auf dem rechten Unterarm ab. Fixieren Sie das Band mit der rechten Hand auf dem Boden und spannen Sie es mit der linken. Ihre Beine sind dabei angewinkelt, sodass die Unterschenkel die Anfangsposition zusätzlich stabilisieren. Wer sich noch intensiver fordern möchte, streckt die Beine gerade aus oder hebt sogar zusätzlich das obere Bein und den oberen Arm vom Boden ab.

1 › Heben Sie nun das Becken an, bis der ganze Körper eine Linie bildet und nur noch der rechte Unterarm und die rechte Fußaußenkante Bodenkontakt haben.

2 › Ziehen Sie Ihren Bauch ein und spannen Ihre Gesäßmuskulatur an. Aus dieser Stellung drücken Sie Ihr Becken so weit wie möglich Richtung Decke. Parallel dazu strecken und beugen Sie den rechten Arm. Führen Sie die Hand dabei nach oben, sodass der Ellbogen schräg nach oben zeigt.

› Kehren Sie mit Arm und Oberkörper gleichzeitig immer wieder langsam in die Ausgangsposition zurück, ohne die Spannung im Band aufzugeben.

WICHTIG

Weichen Sie mit der Hüfte weder nach vorn noch nach hinten aus. Ist Ihnen diese Variante zu schwer, absolvieren Sie die Übung erst einmal ohne Band und stützen Sie sich mit der oberen Hand vorn am Boden ab.

Krieger

Diese Übung aus dem Yoga trainiert alle Bein- und Rückenmuskeln. Durch das Band wird zusätzlich Ihr Schultergürtel gefordert.

> › Gehen Sie in eine mittlere Grätsche und fixieren das Band mittig unter dem linken Fuß. Greifen Sie das freie Bandende mit der rechten Hand. Die Arme sind seitlich auf Schulterhöhe angehoben, die Hände vor dem Brustbein zusammengeführt.

> › Mit dem Einatmen den rechten Fuß 90 Grad nach außen, den linken 45 Grad nach innen drehen. Die Außenkante des linken Fußes fest in den Boden drücken, das linke Bein strecken.

3 › Jetzt ausatmen, das rechte Bein beugen, bis sich das rechte Knie über dem Fußrücken befindet. Gleichzeitig strecken Sie die Arme zu beiden Seiten auf Schulterhöhe aus. Der Blick geht geradeaus über den rechten Arm.

> › Halten Sie die Position für mehrere Atemzüge. In umgekehrter Reihenfolge zurück in die Ausgangsstellung.

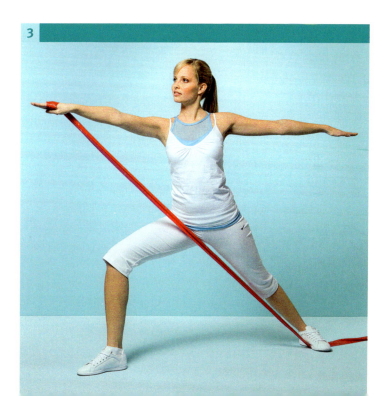

Übungskombis maßgeschneidert

Kreieren Sie Ihre eigenen Lieblingskombis, bei denen ein harmonischer Bewegungsfluss entsteht. Ideal sind Paarungen mit identischen Ausgangs-, End- oder Zwischenpositionen. Oder solche, bei denen die Endposition der einen dem Start der anderen entspricht wie etwa der Verbindung von Seitheben und Bizeps-Curl.

Mit dem Bandwiderstand orientieren Sie sich an der Einzelübung, bei der Sie die kleinste Muskelgruppe trainieren, also am wenigsten Gewicht bewältigen können. Beim Ausfallschritt mit Seitheben wäre das etwa die Schultermuskulatur (siehe Seite 99). Um die stärkeren Muskelgruppen dennoch richtig zu fordern, führen Sie in der Endstellung noch 3 bis 5 kleine kontrollierte Bewegungen über einen minimalen Radius (Endkontraktionen) aus.

Bei Druck- und Streckbewegungen sind Endkontraktionen nicht möglich. In diesen Fällen können Teilbewegungen des Muskels, also bei gebeugten Armen, die Muskelaktivierung deutlich erhöhen.

So geht's

Teilen Sie Ihre Favoriten in drei Gruppen ein: Übungen, die Sie stehend, sitzend oder liegend ausführen. So finden Sie leichter sinnvolle Kombinationen. Anschließend greifen Sie sich das rote Band, suchen sich Übungen aus und experimentieren ein wenig. Führen Sie die Bänder in unterschiedliche Endstellungen und überlegen Sie, welche Übung Sie in einem geschmeidigen Übergang an diesem Punkt anschließen können. Sie sollten jede einzelne Übung absolut sicher beherrschen. Schwungholen oder Ausweichbewegungen sind tabu!

Ihre ersten Übungskombis entwickeln Sie am besten aus einer stehenden Grundstellung: aufrecht und mit hüftbreit geöffneten Beinen; die Knie sind leicht gebeugt, der Bauchnabel nach innen gezogen. Wählen Sie mindestens zwei Übungen aus, um sie zu einer fließenden Bewegung zu verbinden – etwa, indem Sie am Ende einer Übung schon die nächste einleiten. Beispiel: Die Arme aus Schulterhöhe senken 1 oder 3, um im Anschluss in die Knie zu gehen 4. Die gezeigten Endpositionen entsprechen den folgenden Übungen: 1 Frontheber (S. 83), 2 Bizeps-Curls (S. 78), 3 Seitheben (S. 81), 4 Kniebeuge (S. 71, alternative Bandhaltung), 5 Frontziehen (S. 82), 6 Vorgebeugtes Seitheben (Endposition Powerbeuge, S. 92).

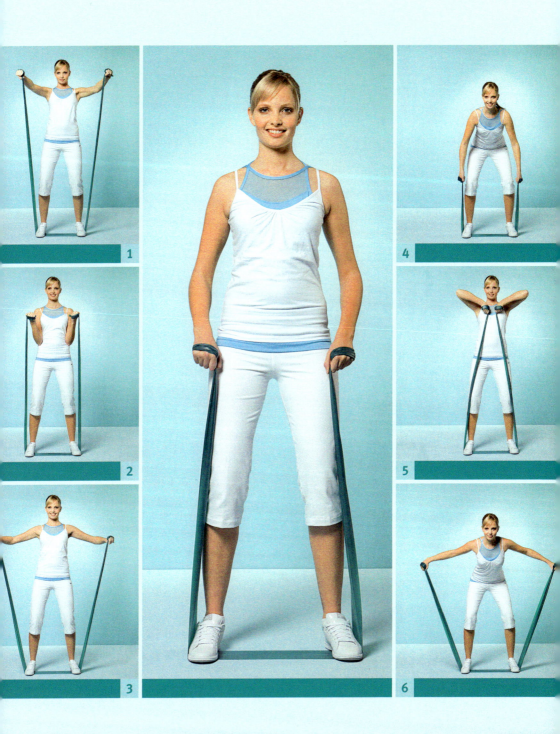

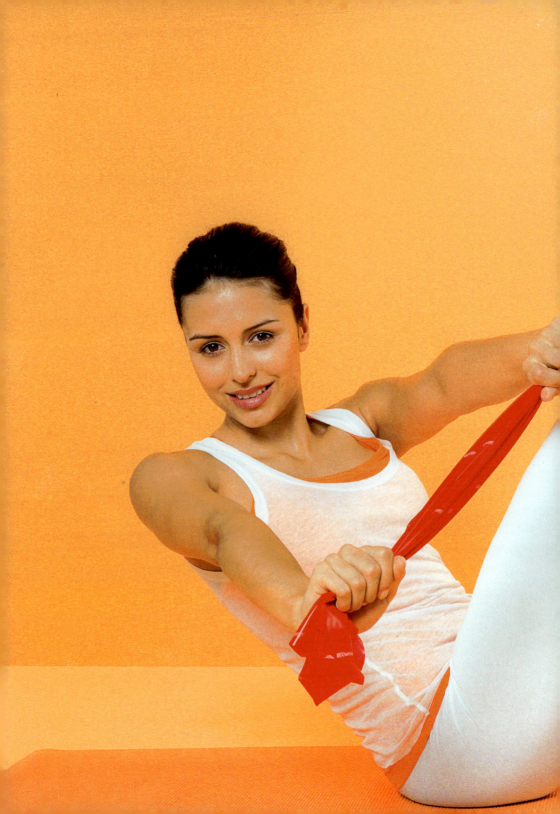

ATHLETICS:
DAS WORKOUT-PLUS

Jetzt beginnt die Kür. Mit diesem Powertraining erreichen Sie Muskelpartien, von denen Sie bisher vielleicht
gar nicht wussten, dass sie existieren.

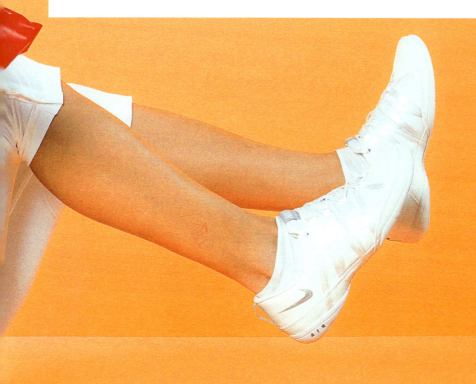

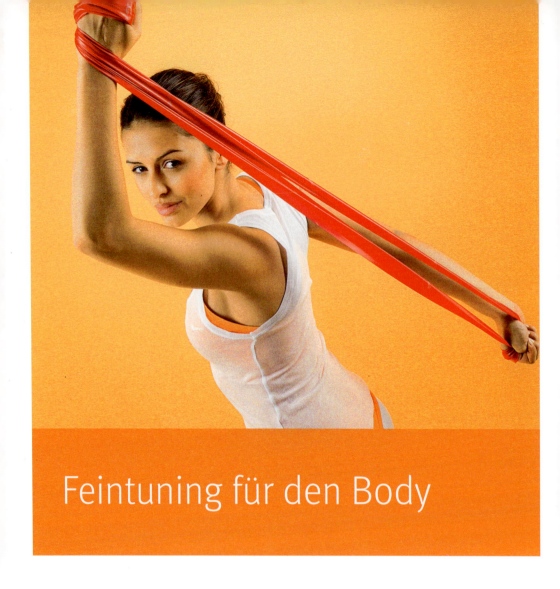

Feintuning für den Body

Willkommen im Finale! Hier trainieren Sie auf dem höchsten Niveau. Dank Ihres Einsatzes haben Sie in Sachen Fitness die Nase garantiert vorn. Die Extramotivation könnten Sie brauchen, denn als Krönung Ihres Workouts sind hier die anspruchvollsten Übungen zusammengestellt. Nun heißt es: Ran an die versteckten Muskeln und die Balance. Denn das bringt Ihren Körper richtig toll zur Geltung, verleiht Ihnen ein superstarkes Selbstbewusstsein und eine hinreißende Ausstrahlung.

Riskieren Sie eine Zitterpartie!

Die weltbesten Coaches und Fitnessgurus schwören darauf: Training auf instabilen Unterlagen. Durch die Kombination mit Widerstandsbändern oder Hanteln wird neben der Kraft auch die Balance gefordert.

Der Effekt ist überzeugend:

Das Zusammenspiel zwischen Nerven und Muskeln wird optimiert, indem die Instabilität durch exakt dosierte Gelenkbewegungen ausgeglichen werden muss. Experten sprechen vom propriorezeptiven Training, dem Eigenwahrnehmungstraining. Was sich anfangs anfühlt wie ein kippeliger Kraftakt, entwickelt sich in kurzer Zeit zum koordinierten Spiel mit wachsendem Sinn fürs Gleichgewicht.

Um die Balance zu halten, reagiert Ihr Körper mit millionenfachen Nervenimpulsen an die Wahrnehmungsorgane der Gelenke. Die Gegenspielermuskeln (beim Oberschenkel zum Beispiel Beuger und Strecker) finden dadurch in kürzester Zeit zum optimalen Zusammenspiel. Gleichzeitig werden die Sensoren von Haut und Fußsohlen sowie die Gleichgewichtsorgane im Ohr stimuliert. Ihr Körper lernt blitzschnell, sich auf die neue Situation einzustellen – was Sie unmittelbar danach, wenn Sie die Übung auf festem Boden durchführen, als deutlich verbesserte Stand- und Bewegungssicherheit empfinden. Ihre Bewegungen werden spürbar geschmeidiger, und es kommt beim Krafttraining zu einem schnelleren Muskelaufbau. Ihre Gelenke werden stabiler, und Sie entwickeln eine außerordentliche Bewegungseleganz. Als Hilfsmittel genügen schon ein Kissen, ein Handtuch oder eine Matte. Anfangs nehmen Sie keine oder nur leichte Widerstände, damit Sie den Ablauf der Übungen richtig lernen. Stimmen die Bewegungen, können Sie die Intensität steigern.

Im Anhang auf Seite 124 finden Sie außerdem Bestelladressen und kurze Beschreibungen zu weiteren raffinierten Hilfsmitteln.

Achtung! Das intensive Zusammenspiel von »Body« und »Brain« kann mental sehr anstrengend sein. Widmen Sie sich den Übungen daher mit voller Konzentration und führen Sie die Bewegungen mit höchster Muskelspannung aus – das relaxt nebenbei auch gestresste Nerven.

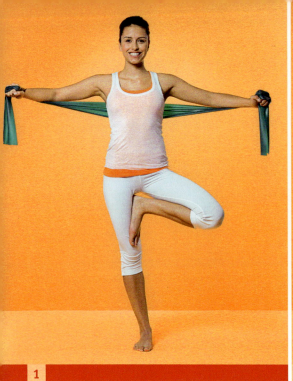

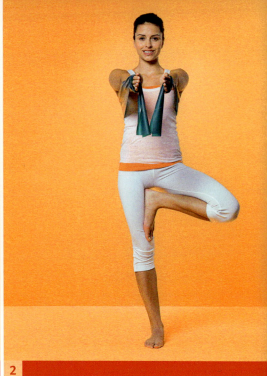

1

2

Baum

TIPP

Setzen Sie beim Workout bewusst Hände und Füße mit ein; sie werden im Gehirn durch eine verhältnismäßig große Fläche repräsentiert. Trainieren Sie ab und zu barfuß. Geben Sie den Fingern während des Übens kleine Aufgaben: Lassen Sie etwa den Daumen über die anderen Fingerkuppen wandern.

Diese Übung aus dem Hatha-Yoga schult Balance und Körpergefühl. Dabei werden die Beine, der Rumpf und die Armrückseiten gekräftigt.

› Sie stehen aufrecht (barfuß), das Gewicht ist gleichmäßig auf beide Füße verteilt. Das Thera-Band legen Sie unter Ihre Schulterblätter und halten es mit beiden Händen.

1 › Verlagern Sie Ihr Körpergewicht auf das rechte Bein und umfassen Sie den linken Knöchel. Setzen Sie dann die Ferse des linken Fußes so weit wie möglich auf die Innenseite des rechten Oberschenkels. Die Zehen zeigen nach unten.

2 › Konzentrieren Sie sich jetzt auf ein Objekt vor Ihnen. Das linke Knie zeigt seitlich nach außen. Führen Sie die Arme zur Brustmitte zusammen, ohne den leichten Winkel in Ihrem Ellbogengelenk zu verändern.

› Mit dem Einatmen bringen Sie die Arme langsam wieder in die Ausgangsposition.

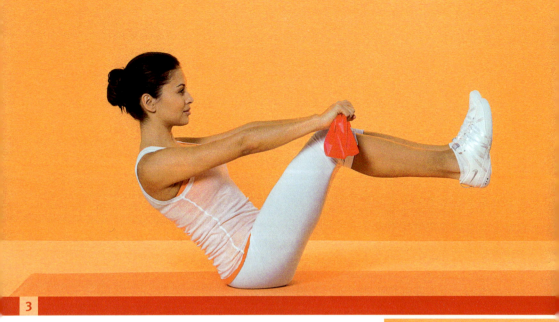

3

Feste Mitte

Ihre gesamte Körperkernmuskulatur (Core-Muskeln) ist hier im Einsatz, um Sie zu stabilisieren. Für die Bewegung des Bandes sorgt die Schulter- und Armmuskulatur.

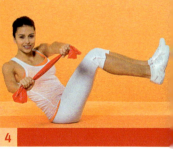

4

> › Setzen Sie sich aufrecht hin. Der Kopf ist in Verlängerung der Wirbelsäule, Ihre Schultern ziehen Sie nach hinten unten. Greifen Sie das doppelt oder dreifach zusammengelegte Thera-Band mit beiden Händen in einem schulterweiten Abstand. Die Arme sind parallel zum Boden ausgestreckt.

3 › Beugen Sie jetzt die Knie an und lösen Sie die Beine vom Boden, bis die Unterschenkel parallel zur Unterlage sind.

4 › Drehen Sie den Oberkörper aus der Taille heraus zur Seite. Gleichzeitig ziehen Sie das Band so weit wie möglich auseinander und halten die Spannung.

> › Zurück zur Mitte kommen, die Spannung im Band etwas lösen und zur anderen Seite wiederholen.

TIPP

Je weiter Sie die Beine strecken und anheben, desto intensiver wird Ihre Bauchmuskulatur gefordert.

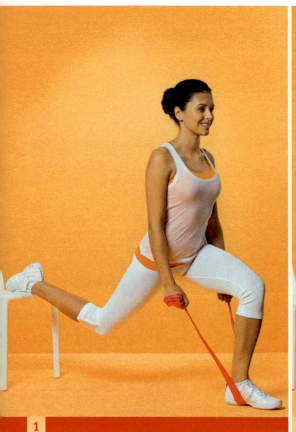
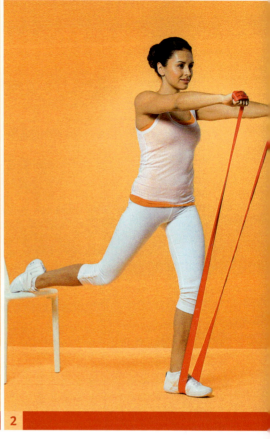

1

2

Einbeinige Kniebeugen mit Frontheben

Hier trainieren Sie Ihr Balancegefühl, die Oberschenkel- und Gesäßmuskulatur sowie Ihre Schultern.

TIPP
Wenn Sie die Übung weiter verschärfen möchten, halten Sie am tiefsten Punkt kurz die Körperspannung, bevor Sie dann langsam wieder nach oben gehen. Das Kniegelenk sollte dabei nicht über die Fußspitze hinausragen.

› Stellen Sie sich mit dem Rücken vor einen Stuhl, im Abstand von einer Schrittlänge. Die Arme sind dicht am Körper, in den Händen halten Sie die Bandenden. Legen Sie einen Fuß mit dem Fußrücken auf der Sitzfläche ab, mit dem anderen stehen Sie mittig auf dem Band. Je gestreckter das Bein nach hinten abgelegt wird, desto intensiver ist die Belastung für den Po!

1 › Nachdem Sie einen stabilen Stand gefunden haben, heben Sie Ihr Brustbein an, sodass Ihr Rücken gerade ist. Halten Sie das Thera-Band mit gestreckten Armen seitlich am Körper. Beugen

Sie das Knie des vorderen Beins und senken sich so weit ab, bis sich der Oberschenkel des arbeitenden Beins parallel zum Boden befindet.

2 › Drücken Sie sich nun kraftvoll, aber kontrolliert wieder nach oben ab. Gleichzeitig heben Sie die fast durchgestreckten Arme bis fast auf Augenhöhe.

› Wenn Ihnen die Übung zu anstrengend ist, heben Sie jeweils nur einen Arm. Wechseln Sie bei jedem Aufrichten die Seite.

Balance-Push

Hier wird Ihre komplette Körperrückseite aktiviert. Beim Standbein wird der vordere Ober- und Unterschenkel trainiert. Die Armbewegung stärkt die Schultern.

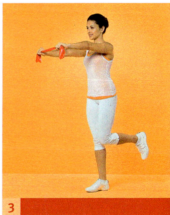

› Sie stehen aufrecht und halten das zusammengelegte Thera-Band mit nach vorn ausgestreckten Armen in schulterweitem Abstand leicht gespannt vor dem Körper. Der Rücken ist gerade, die Schulterblätter nach hinten unten gezogen und der Blick nach vorn gerichtet.

3 › Nun das Gewicht auf das rechte Bein verlagern und die Arme auf Schulterhöhe gestreckt nach vorn anheben. Zeitgleich die Ferse des linken Beins anheben, bis der Winkel zwischen Unter- und Oberschenkel etwa 90 Grad beträgt.

4 › Jetzt das rechte Knie etwas beugen und mit dem Oberkörper gerade nach vorn absenken, bis er fast parallel zum Boden ist. Heben Sie dann in einem Zug auch das linke Knie so weit nach oben wie möglich, ohne die Hüfte nach außen zu drehen. Das Becken bleibt parallel zum Boden ausgerichtet. Das Knie des Spielbeins sollte immer zum Boden zeigen.

› Ziehen Sie nun das Band mehrmals mit kleinen konzentrierten und kraftvollen Bewegungen auseinander.

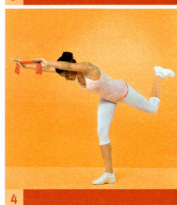

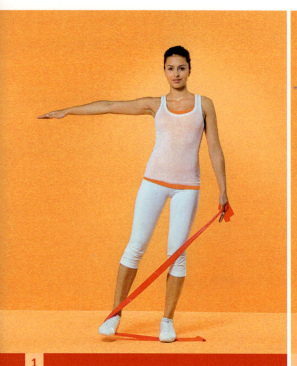
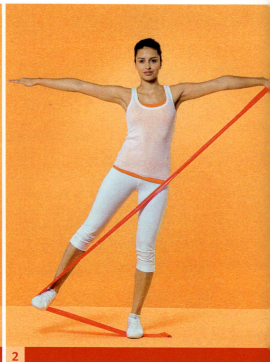

1

2

Balance-Lift

Dies ist eine sehr effektive Übung für die Außenseite der Oberschenkel, für Ihre seitliche Schultermuskulatur und Ihre Koordination.

> Stellen Sie sich mit dem linken Fuß auf ein Ende des Bandes. Die Beine grätschen, den Oberkörper aufrichten und das andere Bandende mit der linken Hand greifen.

1 > Angeln Sie sich jetzt das Band mit dem rechten Fuß und verlagern Sie das Gewicht dabei nach links. Das Standbein bleibt stets leicht gebeugt.

2 > Jetzt das rechte Bein seitlich abspreizen und gleichzeitig den linken Arm bis auf Schulterhöhe nach oben führen. Das Bein nur so weit anheben, wie es ohne eine Ausweichbewegung der Hüfte möglich ist.

> Bein und Arm senken, ohne die Spannung zu lösen, und gleich die nächste Wiederholung anschließen.

Standwaage

Schult die Balance, kräftigt den oberen Rücken und trainiert die Beine.

> › Lockerer Stand, leicht gebeugte Knie, das Gewicht ruht auf den Fersen. Fixieren Sie das Band mittig unterm rechten Fuß.

3 › Verlagern Sie Ihr Gewicht aufs rechte Bein. Den linken Fuß anheben, das rechte Bein ist gebeugt. Den Rücken leicht runden. Strecken Sie das linke Bein nach hinten aus und drücken das rechte durch. Gleichzeitig heben Sie die Arme seitlich an, bis Sie mit geradem Rücken in der Standwaage sind. Machen Sie dabei keinen »Buckel«!

> › Kurz halten, dann zurück in die Ausgangsposition, den linken Fuß nicht abstellen.

Body-Kombi

Mit diesem harmonischen Bewegungsablauf kräftigen Sie gleichzeitig Schultern, Rücken und Gesäßmuskulatur.

> › Stellen Sie sich mit beiden Füßen in hüftweitem Stand mittig aufs Band. Die leicht angewinkelten Arme sind seitlich neben dem Körper, sodass das Band bereits leicht vorgespannt ist.

4 › Führen Sie den fast durchgestreckten linken Arm bis auf Augenhöhe. Gleichzeitig verlagern Sie Ihr Gewicht aufs rechte Bein, um das linke nach hinten zu führen. Den rechten Arm bewegen Sie so weit wie möglich ohne Schwung nach hinten.

> › Nach jedem Satz die Seite wechseln. Anstrengender wird die Übung im fließenden Wechsel.

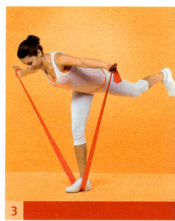

3

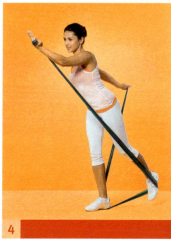

4

TIPP: Spüren Sie Ihre Bewegungen
Richten Sie Ihr inneres Auge auf die Harmonie Ihrer Bewegungen und auf die Arbeit der Muskeln. Ihr Training wird so noch konzentrierter. Stress und Hektik fallen einfach ab.

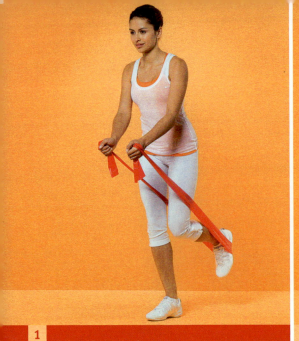
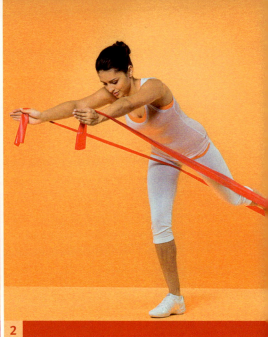

Body-Stretch

Wer die nötige Balance unter Beweis stellt, kann hier Beine, Po, Rücken und Armmuskulatur in einem Zug straffen.

> › Sie stehen aufrecht mit leicht gebeugten Knien, das Brustbein ist angehoben, der Bauch angespannt. Umfassen Sie das Thera-Band mit beiden Händen und schlingen Sie es um die linke Fußsohle.

> › Verlagern Sie Ihr Körpergewicht auf die Fersen und schieben Sie das Gesäß etwas nach hinten. Dabei neigen Sie den Oberkörper mit geradem Rücken etwas nach vorn.

1 > › Das Gewicht nun vollständig nach rechts verlagern, den linken Fuß vom Boden lösen und das Band mit gestreckten Armen straff ziehen.

2 > › Jetzt neigen Sie Ihren Oberkörper noch weiter nach vorn, strecken das linke Bein nach hinten aus – ohne die Hüfte zur Seite zu kippen – und ziehen gleichzeitig die Bandenden maximal nach vorn. Ihr Rücken bleibt dabei stets gerade, der Bauchnabel ist nach innen und die Schultern sind nach unten gezogen.

TIPP

Machen Sie die Übung zunächst ohne Band – so schulen Sie Ihre Balance und Koordination.

Liegestütz

Diese hochintensive Übung fordert selbst besttrainierte Sportler. Dabei werden die Brustmuskeln, die Arme und die Koordination gestärkt.

3 › Stützen Sie Ihren Körper auf Hände und Fußballen, die Hände sollten etwas mehr als schulterbreit aufliegen. Das Band unterhalb der Schulterblätter um den Rücken legen, die Enden jeweils in einer Hand. Wer möchte, steigert die Intensität weiter und legt die Hände erhöht auf einer Stufe, einem Stapel Bücher oder einem zusammengefalteten Handtuch ab. Strecken Sie die Arme, ohne jedoch die Ellbogen durchzudrücken.

› Senken Sie den Oberkörper ab, bis er nur noch einen Zentimeter vom Boden entfernt ist.

4 › Drücken Sie sich in die Startposition zurück, um von dort aus den linken Arm vom Boden zu lösen und den gesamten Körper zur Seite aufzudrehen, dabei den linken Arm nach oben strecken. Nur die rechte Hand und die Außenseite des rechten Fußes berühren den Boden. Ein bis zwei Atemzüge lang halten, dann zurück in den Stütz. Wer noch unsicher ist, bleibt erst einmal bei den klassischen Liegestützen auf allen vieren.

WICHTIG
Bauen Sie Spannung auf, damit Oberkörper und Beine in der Geraden sind. Kneifen Sie die Pobacken zusammen. Beim Hochdrücken die Arme nicht voll durchstrecken.

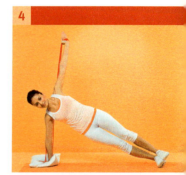

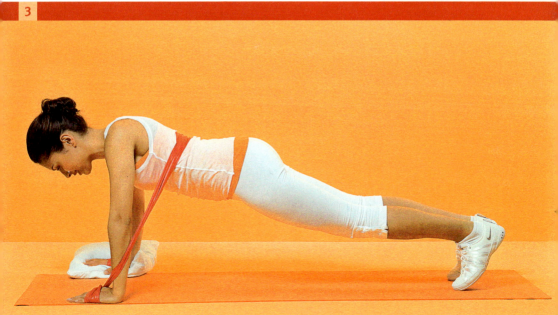

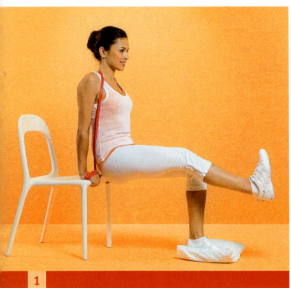
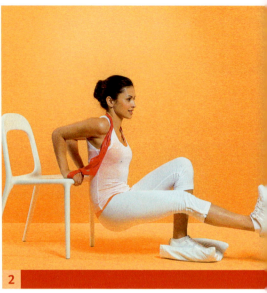

1

2

Kraft-Push

Diese Übung fordert sehr intensiv den rückwärtigen Schulterbereich und vor allem die Armstreckeraktivität (Trizeps).

1 › Stützen Sie sich mit nach vorn zeigenden Händen auf der Sitzfläche eines Stuhls ab. Die Mitte des Bandes legen Sie um den
Nacken und fixieren die beiden Enden unter Spannung mit den
Händen auf der Sitzfläche. Gehen Sie mit den Füßen so weit
nach vorn, bis Ihr Oberköper frei in der Luft ist. Strecken Sie ein
Bein gerade nach vorn. Das andere Bein steht auf einem Kissen, Ober- und Unterschenkel bilden einen 90-Grad-Winkel.

2 › Senken Sie den Po dicht vor dem Stuhl, bis Ihre Oberarme parallel zum Boden sind. Ihr Rücken bleibt gerade und der Kopf in
Verlängerung der Wirbelsäule. Ziehen Sie die Schulterblätter
nach hinten und zueinander, um den Nacken zu entlasten. Halten Sie die Ellbogen parallel. Der Körper ist stets nahe bei dem
Stuhl.

› Mit dem Ausatmen kommen Sie wieder nach oben.

Topfigur nach Plan

Die hier vorgestellten Trainingspläne sind lediglich Anregungen. Achten Sie vor allem auf die Signale Ihres Körpers und wählen Sie die Übungen nach ihren eigenen Bedürfnissen aus. Start frei! Vergessen Sie vor dem ersten Durchgang das Warm-up nicht. Nach jeder Übung zügig zur nächsten übergehen. Zwischendurch jeweils zehn bis zwanzig Sekunden pausieren.

Muskelquickie für den ganzen Körper

Zwischen den Sätzen sollten Sie die Pausenzeiten aktiv nutzen, etwa mit leichten Lockerungs- oder einzelnen Bauchmuskelübungen. **1** Power-beuge (S. 92), **2** Chestpress-Kombi (S. 94), **3** Geneigter Butterfly (S. 98), **4** Schultern-Bizeps-Kombi (S. 97), **5** Kraftstütz (S. 90).

TIPP

Je nachdem, wo das Band mit den Füßen fixiert wird, lässt sich der Schwierig-keitsgrad variieren:

> Leicht: unter einem Fuß in der Schrittposition.
> Mittel: unter den ge-schlossenen Füßen.
> Schwer: unter den ge-öffneten Füßen.

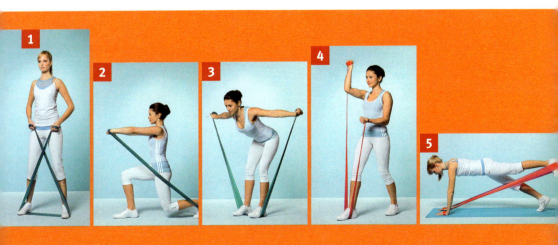

Bodyforming: durchstarten für straffe Muskeln

Hier zu viel, weiter oben zu wenig – es sind die sogenannten Problemzonen, die uns ärgern. Und, mal ehrlich: Das Durchhalten fällt auch oft schwer. Mit diesem Workout wird alles anders. Fazit: Konturen da, wo sie hingehören.

1 Chestpress (S. 56), **2** Stehender Butterfly (S. 58), **3** Rückenpower (S. 62), **4** Rückentwist (S. 65), **5** Kniebeuge (S. 71), **6** Seitenlift (S. 69), **7** Bein-Lift (S. 74), **8** Schräger Crunch (S. 49), **9** Reverse Curls (S. 55).

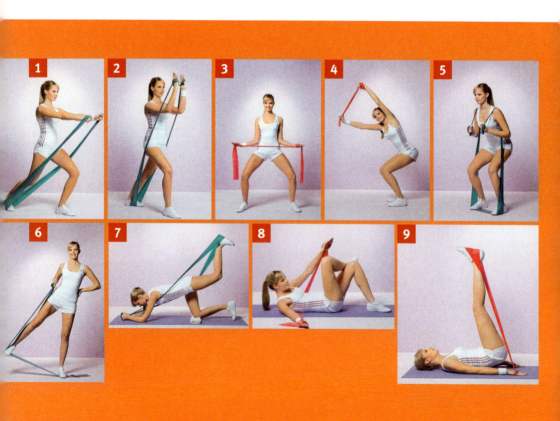

Muskeln statt Fett – das BBP-Training

Gezieltes Training mit den effektiven Thera-Band-Übungen lässt die Pölsterchen schmelzen und strafft das Gewebe. Konzentrieren Sie sich auf eine flotte, aber korrekte Bewegungsausführung. Jetzt geht's ran an den Traumbody. Zug um Zug und vor allem clever!

1 Diagonal-Lift (S. 91), **2** Chestpress-Kombi (S. 94), **3** Powerbeuge (S. 92), **4** Beinschlank (S. 68), **5** Poformer (S. 73), **6** Käfer (S. 89), **7** Butterfly-Crunch (S. 87).

TIPP

Sagen Sie sich vor jedem Training: »Ich schaffe das!« So motivieren Sie Ihr Gehirn und Ihren Körper.

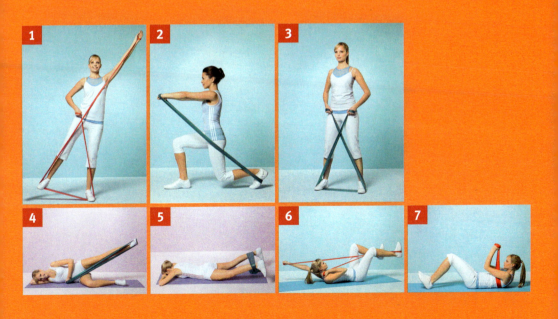

Mehr Kraft fürs Kreuz

Die Wirbelsäule ist eine perfekte Kombination von Stabilität und Beweglichkeit. Dieses effektive Rückenprogramm lässt Sie besser dastehen und beugt lästigen Kreuzschmerzen vor. Trainieren Sie mindestens zweimal pro Woche, jedoch nicht an aufeinanderfolgenden Tagen.

1 Rückenpower (S. 62), **2** Rückentwist (S. 65), **3** Powerbeuge (S. 92), **4** Rotation (S. 52), **5** Vierfüßlerstand (S. 66), **6** Seitstütz-Kombi (S. 100), **7** Band-Crunch (S. 48).

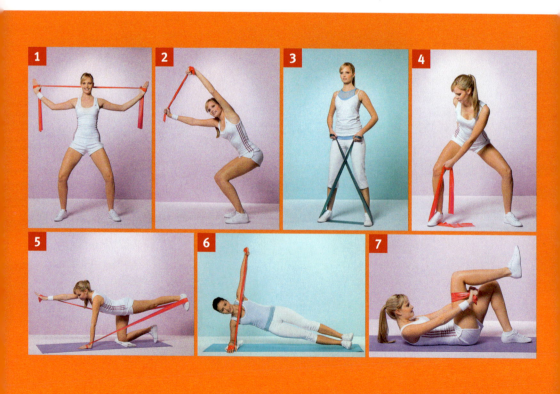

Bauchtraining: kleine Bewegung, großer Erfolg

Für eine flache und definierte Körpermitte. Straff und stark ist schön – vor allem, wenn's um die Bauchmuskeln geht. Mit diesen sechs Übungen bringen Sie Ihre Vorderfront gezielt in Form. Führen Sie zunächst die Übungen für den geraden oberen Bauchmuskelbereich durch, dann jene für die schräge und untere Partie. Machen Sie stets alle Sätze einer Übung nacheinander und wechseln Sie erst dann zur nächsten Übung.

1 Rotation (S. 52), **2** Front-Move (S. 55), **3** Seitstütz (S. 53), **4** Käfer (S. 89), **5** Schräger Crunch (S. 49), **6** Reverse Curls (S. 55).

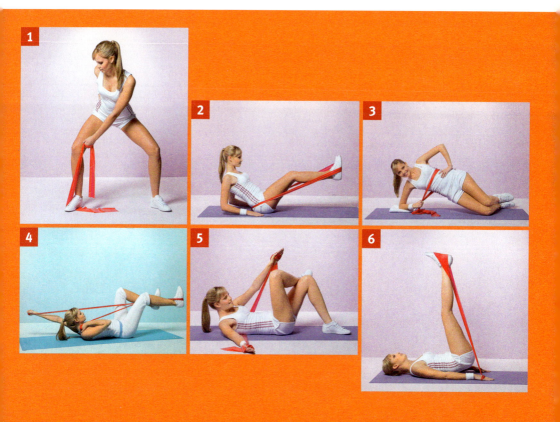

Workout für unterwegs

Oft auf Reisen? Dann packen Sie Ihr Thera-Band ein! Mit diesen sechs Übungen halten Sie sich auch im Hotelzimmer fit. Trainieren Sie nicht mit vollem Bauch. Denken Sie dran: Wer die Wiederholungszahl seines Levels nicht schafft, der macht einfach weniger. Und wer mehr will, wählt ein stärkeres Band.

1 Kniebeuge (S. 71), **2** Verschärfte Ausfallschritte (S. 99), **3** Brust Shaper (S. 60), **4** Rudern im Sitzen (S. 64), **5** Russian Twist (S. 51), **6** Band-Crunch (S. 48).

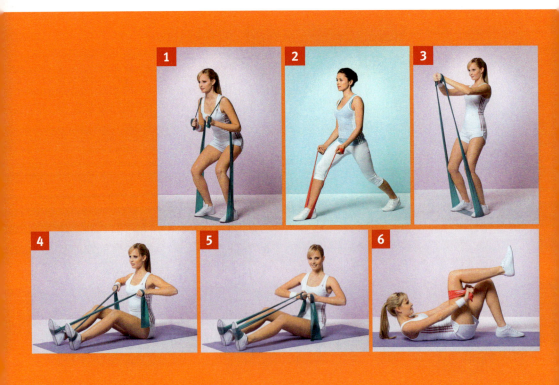

Bücher, die weiterhelfen

Bimbi-Dresp, Michaela:
Das große Pilates-Buch;
GRÄFE UND UNZER

Conell, Uwe:
1 Übung – 4 Muskelgruppen;
GRÄFE UND UNZER

Kempf, Hans-Dieter; Strack, Andreas:
Krafttraining mit dem Thera-Band;
Rowohlt

Korte, Antje:
Pilates.
Das Drei-Stufen-Programm;
GRÄFE UND UNZER

Korte, Antje; Marckhgott, Barbara:
PilatesBox;
GRÄFE UND UNZER

Leibenger, Petra:
Sexy Body.
Der leichte Einstieg ins sinnliche
Beckenboden-Training;
GRÄFE UND UNZER

Meise, Horst; Ratajczyk, Gesine:
Thera-Band und Bodytrainer Tubing;
Meyer & Meyer Verlag

Mießner, Wolfgang:
Perfect Hometraining;
BLV

Pagano, Joan:
Body Workout für jeden Tag;
Dorling Kindersley

Söder, Sonja; Schlösser, Peter:
Woyo – Der leichteste Einstieg in den Yoga;
GRÄFE UND UNZER

Trunz-Carlisi, Elmar:
Personal Trainer.
Tests und Workouts nach Maß;
GRÄFE UND UNZER

Trunz-Carlisi, Elmar; Lange, Elisabeth:
Straffe Formen;
GRÄFE UND UNZER

Tschirner, Thorsten:
Bauch, Arme, Brust;
GRÄFE UND UNZER

Tschirner, Thorsten:
Fit mit dem Thera-Band;
GRÄFE UND UNZER

Tschirner, Thorsten:
Fitness Scout;
GRÄFE UND UNZER

Tschirner, Thorsten:
Fitness to go, Bauch, Arme, Brust –
Top-Fit mit dem Thera-Band;
Südwest

Winkler, Nina:
Bauch, Beine, Po intensiv;
GRÄFE UND UNZER

Winkler, Nina:
Bodyshaping mit dem Thera-Band;
Südwest

Winkler, Nina:
Core-Training für Bauch, Beine, Po
(Buch mit DVD);
GRÄFE UND UNZER

Adressen, die weiterhelfen

DIE OFFIZIELLEN THERA-BAND-WEBSITES

www.thera-band.de
www.thera-band.at
www.thera-band.ch
Umfangreiche Informationen rund um die bewährten Thera-Band®-Produkte. Hier finden Sie außerdem Trainingsmatten, weitere Trainingsgeräte und instabile Unterlagen.

Deutscher Olympischer Sportbund

Otto-Fleck-Schneise 12, 60528 Frankfurt am Main
www.richtig-fit.de
Umfangreiche Infos und viele Tipps zu Fitness und Gesundheit.

Deutscher Turner-Bund e. V.

Otto-Fleck-Schneise 8, 60528 Frankfurt am Main
www.dtb-online.de
Der Verband bietet umfangreiche Informationen zu Events und Terminen im Bereich Turnen und Gymnastik.

ONLINEVERSAND FÜR FITNESSPRODUKTE

www.fidolino.com

Hier können Sie hochwertige Mini-Trampolins und anderes Fitnesszubehör bestellen.

www.fitstore.de

Unter der Rubrik »Stabilität und Balance« finden Sie instabile Unterlagen wie Balance-Pads, Stabilisationskreisel, Ballkissen & Co.

Fitnessmagazin »Fit for Fun«

www.fitforfun.de
Viele nützliche Tipps und spannende Trends im Fitnessbereich.

Fitnessmagazin »Vital«

www.vital.de
Erfahrungsberichte, Tipps und Trends in Sachen Fitness und Gesundheit.

PERSONAL-TRAINER-VERZEICHNIS

www.personalfitness.de

Hier finden Sie den richtigen Personal Trainer (in Deutschland, Österreich und der Schweiz) sowie Trainingstipps und -trends.

Register

Register der Übungen

Impressum

© 2010 GRÄFE UND UNZER VERLAG GmbH, München

Projektleitung: Silvia Herzog

Lektorat: Barbara Kohl

Umschlaggestaltung und Layout: independent Medien-Design, Horst Moser, München

Herstellung: Claudia Labahn

Satz: griesbeckdesign, München

Reproduktion: Repro Ludwig, Zell am See

Druck: Firmengruppe APPL, aprinta druck, Wemding

Bindung: Firmengruppe APPL, sellier druck, Freising

ISBN 978-3-8338-1841-7

1. Auflage 2010

Bildnachweis

Fotoproduktion:
Cover: Johannes Rodach

Innenteil und U4: Tom Roch

Syndication: www.jalag-syndication.de

Für Leihgaben im Rahmen der Fotoproduktion bedanken wir uns herzlich bei American Apparel und Sport Scheck, München.

Weitere Fotos: Privat: S. 4.

Wichtiger Hinweis

Die Informationen in diesem Buch stellen die Erfahrung und Meinung der Autoren dar. Sie wurden von ihnen nach bestem Wissen erstellt und mit größtmöglicher Sorgfalt geprüft. Alle Übungen wurden danach ausgewählt und dargestellt, wie sie sich in der Praxis bewährt haben. Sie sind für Menschen mit normaler Konstitution geeignet. Es liegt jedoch in der Verantwortung der Leserinnen und Leser zu entscheiden, wie häufig sie eine Übung machen oder ob sie sich gegen eine Übung entscheiden. Lassen Sie sich in allen Zweifelsfällen zuvor durch einen Arzt oder Therapeuten beraten! Weder Autoren noch Verlag können für eventuelle Nachteile oder Schäden, die aus den im Buch gegebenen praktischen Hinweisen resultieren, eine Haftung übernehmen.

Die GU-Homepage finden Sie im Internet unter www.gu.de

GRÄFE UND UNZER

Ein Unternehmen der
GANSKE VERLAGSGRUPPE

Unsere Garantie

Mit dem Kauf dieses Buches haben Sie sich für ein Qualitätsprodukt entschieden. Wir haben alle Informationen in diesem Ratgeber sorgfältig und gewissenhaft geprüft. Sollte Ihnen dennoch ein Fehler auffallen, bitten wir Sie, uns das Buch mit dem entsprechenden Hinweis zurückzusenden. Gerne tauschen wir Ihnen den GU-Ratgeber gegen einen anderen zum gleichen oder zu einem ähnlichen Thema um.

Liebe Leserin und lieber Leser,

wir freuen uns, dass Sie sich für ein GU-Buch entschieden haben. Mit Ihrem Kauf setzen Sie auf die Qualität, Kompetenz und Aktualität unserer Ratgeber. Dafür sagen wir Danke!
Wir wollen als führender Ratgeberverlag noch besser werden. Daher ist uns Ihre Meinung wichtig. Bitte senden Sie uns Ihre Anregungen, Ihre Kritik oder Ihr Lob zu unseren Büchern. Haben Sie Fragen oder benötigen Sie weiteren Rat zum Thema? Wir freuen uns auf Ihre Nachricht!

GRÄFE UND UNZER VERLAG
Leserservice
Postfach 86 03 13
81630 München

Wir sind für Sie da!
Montag–Donnerstag: 8.00–18.00 Uhr
Freitag: 8.00–16.00 Uhr
Tel.: 0180 - 5005054*
Fax: 0180 - 5012054*
E-Mail: leserservice@graefe-und-unzer.de

*(0,14 €/Min. aus dem dt. Festnetz,
 Mobilfunkpreise können abweichen.)

Neugierig auf GU?
Jetzt das GU Kundenmagazin und die GU Newsletter abonnieren.

Wollen Sie noch mehr Aktuelles von GU erfahren, dann abonnieren Sie unser kostenloses GU Magazin und/oder unseren kostenlosen GU-Online-Newsletter. Hier ganz einfach anmelden:
www.gu-online.de/anmeldung

Ein Unternehmen der
GANSKE VERLAGSGRUPPE